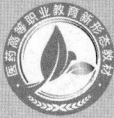

医药高等职业教育新形态教材

U0746399

CT 检查技术

（供医学影像技术、放射治疗技术专业用）

主　编　温　竞　张玲霞

副主编　吉玉刚

编　者　（以姓氏笔画为序）

　　　　吉玉刚（江苏省盐城市第一人民医院）

　　　　汪丽娜（江苏医药职业学院）

　　　　张玲霞（南京医科大学附属无锡人民医院）

　　　　张益兰（江苏医药职业学院）

　　　　景　致（江苏省东台市中医院）

　　　　温　竞（江苏医药职业学院）

中国健康传媒集团

中国医药科技出版社

内容提要

本教材是"医药高等职业教育新形态教材"之一。本教材贴合临床实际工作需要，涵盖CT技术岗位的日常工作、科室制度、岗位职责以及CT基本概念、成像原理和CT检查临床应用等方面，完整呈现了职业岗位活动及工作过程，以满足在校学生和本专业工作者的学习和临床参考。本教材在编写过程中坚持遵循医学的基本理论、基本知识、基本技能以及强调思想性、科学性、先进性、启发性、适用性的教材编写原则，以适应产教融合、工学结合的教学改革要求，实现学习内容与工作岗位需求、学习标准与工作标准、学习过程与工作过程的统一。

本教材适用于高等职业院校医学影像技术、放射治疗技术专业师生阅读参考。

图书在版编目（CIP）数据

CT检查技术 / 温竞, 张玲霞主编. -- 北京：中国医药科技出版社, 2025. 1. -- (医药高等职业教育新形态教材). -- ISBN 978-7-5214-5112-2

I. R814.42

中国国家版本馆CIP数据核字第2025XU8876号

美术编辑　陈君杞
版式设计　友全图文

出版　**中国健康传媒集团** | 中国医药科技出版社
地址　北京市海淀区文慧园北路甲22号
邮编　100082
电话　发行：010-62227427　邮购：010-62236938
网址　www.cmstp.com
规格　787 × 1092mm $\frac{1}{16}$
印张　8 $\frac{1}{4}$
字数　228千字
版次　2025年1月第1版
印次　2025年1月第1次印刷
印刷　北京印刷集团有限责任公司
经销　全国各地新华书店
书号　ISBN 978-7-5214-5112-2
定价　**49.00元**

获取新书信息、投稿、为图书纠错，请扫码联系我们。

前　言

　　培养具有创新精神和实践能力的高素质技能型人才是高等职业教育的根本任务。为促进职业教育发展与改革,适应CT检查的临床诊疗需求,本教材在传统教材基础上进行重新梳理、整合,对应学校对接职教本科的理念,升级创新并对接大量岗位需求的调研结果进行编写。计算机断层扫描(computed tomography,CT)是医学和健康领域最重要的诊断工具之一。近年来CT的临床应用持续快速增长,为患者和临床医生带来越来越多的帮助。这种高效的医学影像设备需要具有能力和善于思考的操作人员。特别是近年来公众对辐射剂量的关注,需要从事本岗位的卫生专业人员具有扎实的专业知识和技能。

　　本教材在编写过程中参考了大量的文献与专著,依照CT室日常工作流程,编写了共七章内容。第一章主要讲述了CT室建设与管理规范、规章制度以及放射医学技术人员岗位职责。第二章主要讲述了CT成像原理和一些基本概念。第三章主要讲述了CT设备使用维护以及操作安全注意事项等。第四章讲述了CT机操作说明。第五章采用了中华人民共和国卫生行业标准《CT检查操作规程》(WS/T 391—2024),阐述了人体各部位的CT检查技术临床应用。第六章举例了头颅断面、颈部断面、胸部断面、腹盆断面、下肢断面的解剖图。第七章介绍了CT图像存储传输与质量控制的相关内容。每章后有简答题,并以二维码形式附有简答题答案和本章小结,以促进学生自主学习。本教材可作为医学影像技术、放射治疗技术专业学生的学习用书,又可以作为医学影像技术人员的工具用书。

　　本教材在编写过程中得到了盐城市第一人民医院多位专家的指导和帮助,全体编者做了大量的工作,在此一并致以诚挚的谢意!由于编者水平有限,本教材难免存在不足之处,诚挚欢迎读者批评指正,以便修订完善。

编　者

2024年10月

目　录

第一章 概 论

PPT

CT检查得到的图像有助于帮助医生诊断出血、骨折、肿瘤和感染等其他异常，还可以用来准确测量骨密度，用于评估骨质疏松症。CT检查还是紧急情况下挽救生命的工具，可以让医生快速确定内伤或内出血的程度。

第一节 岗位要求

一、CT 室建设与管理规范

CT室是为患者提供CT检查的场所，楼层和位置应方便门诊、急诊和住院患者检查、治疗，以及大型设备的搬运安装。房屋和设施应符合国家环境保护标准、职业卫生标准、医院感染控制和放射防护等要求。

1. **机房要求** CT装置机房选址原则：根据医院整体规划原则选择地址，然后上报环保部门和卫生监督部门，请他们派人到现场进行环境评价，经确认许可后方能确定所选地址，完成建设并进行射线防护装修。

机房使用面积和要求：CT室使用面积不应小于$70m^2$。

CT为大功率设备，需要设置专用大功率电力变压器，专线供电，以满足电量、稳定电压。禁止其他设备并入此供电网络，以免影响仪器设备的正常运行。接地电阻应不大于4Ω，应配备稳压装置，计算机部分应配备不间断电源。

机房应配备相应功率的空调机，室内温度一般保持在$18\sim22℃$，相对湿度保持在$40\%\sim60\%$，或按所选用机器的要求调定。

2. **CT装置** CT是目前临床非常重要的影像学检查技术，在临床诊疗中起到十分重要的作用，也是医院投入较大的医疗设备之一。CT设备配置多少台、配置什么型号，应该结合医院实际需要、患者检查数量、放射科医技人员的技术水平等方面进行考虑。一般医院最基本的要求设备配备数量大致为：具备16层以上螺旋CT扫描机1台以上；具备干式胶片打印机1台以上；具备日常质控所需仪器设备及辐射防护器具。对于三甲医院，目前多数医院都配备64层CT或更高层数的CT装置。16层CT主要配备到二级或以下医院。

3. **防护设备** 每个具有X线辐射的机房都应配备工作人员防护用品和患者个人防护用品，包括铅衣、铅帽、铅手套、铅围脖和铅眼镜等。

4. **急救设备** CT室应备有抢救车（急救药品）、血压计、输液架、氧气、吸引器、气管插管和简易呼吸气囊。

5. CT专业人员配备要求　主管科主任：具备副高以上职称，接受过医学影像诊断专业培训，从事CT诊断工作5年以上。

诊断医生：配备3名以上医生，需具备医师资格证书、医师执业资格证书，以及CT上岗证书和辐射防护上岗证，其中至少1人具备副高以上职称。

技术员：配备3名以上技术员，需具备CT技师上岗证书以及辐射防护上岗证，其中至少有1人具备主管技师以上资格。

护士：配备1名以上护士，具备护士资格证书和执业证书。

二、CT 室规章制度

（一）值班交接班制度

1. 各级医院放射科一般除行政工作时间外，包括非办公时间和节假日，均应安排值班人员实行24小时值班制。

2. 值班人员（中班、夜班）必须坚守工作岗位，履行职责，不得擅离职守。

3. 值班人员检查科室范围内的门、窗、水、暖、电和煤气，保证科内安全。

4. 中班、夜班交接班人员需提前10分钟接班，负责中午和夜间急诊检查工作。

5. 严格执行CT检查的操作规程及科室制度，防范差错事故发生，做好医疗安全工作。

6. 值班技术员遇到突发事件，如大批患者、重大工伤车祸等，应及时向科主任和总值班汇报，请求增援。

7. 医技人员交班时，首先巡视各机房及其他房间，对机器、空调、电脑、门窗、水龙头、灯、电风扇等进行检查，以免发生意外，同时注意防火、防盗。

8. 医技人员值班期间不得在科室内做诊疗之外的事情。

9. 值班的医技人员负责保证机器完好、环境卫生，遇有当班不能解决的问题，应及时汇报并向接班医技人员说明。

10. 医技人员在值班期间做好各项文字记录及交接班记录。

（二）查对制度

1. 接收放射科诊疗申请单时，要查填写是否符合规范，查初步诊断部位与检查目的是否相符，查交费手续是否完备。

2. 技术人员进行CT检查环节均应查对片号、姓名、性别、年龄、住院号、门诊号、检查部位和目的，防止差错。

3. 在检查前，应查对比剂及药物名称、剂量、浓度、用法；查对比剂及药物有无变质；瓶口有无松动、裂缝；查患者有无碘及其他药物过敏史；查使用药物有无配伍禁忌。使用大剂量对比剂或危重病例检查前查安全急救措施是否完备，并注意检查后反应。

三、放射医学技术人员岗位职责

（一）主任技师职责

1. 在科主任领导下，知道本科的影像检查技术、教学、科研工作。

2. 参加部分影像检查技术工作，协助科主任检查、提高科内的影像检查质量及技术水平，重点解决影像检查技术上的复杂疑难问题。

3. 定期主持影像技术读片，讲评CT扫描技术质量。

4. 负责本专业科研项目立项、论证、组织实施并总结汇报；指导下级技师开展科研工作，发表相关论文及申报成果。

5. 随时掌握国内外本专业的新进展、新技术，指导下级技术人员改进影像检查技术。

6. 指导下级技师对各种技术参数的制定工作，做好影像技术质控工作，提高放射工作质量。

7. 指导并督促下级技术人员，严格执行各项规章制度和技术操作规范。

8. 配合科主任完善科室行政管理，负责编写科室各种影像检查技术的标准化操作规范。

9. 向科主任提出工作建议、设备购置、维护保养及其他意见，不断改进和完善科室工作。

10. 指导协调设备的安装、调试、保养、维修工作。

11. 副主任技师参照主任技师职责执行。

（二）技师长职责

1. 在科主任领导下，负责管理本科的技师、技士、技工。协助科主任对上述人员进行科学分工，安排他们的轮班、值班、业务学习和技术考核。

2. 检查、指导上述技术人员的各项技术操作，负责组织安排人员对本科设备的日常保养。

3. 负责器材与药品的申领及报废。

4. 负责组织安排每日抽检各种影像质量，严把质量关。

5. 负责检查技术岗位责任制落实的情况。

6. 在人员紧张的情况下，参加一定的检查技术工作。

7. 负责检查患者的辐射防护情况。

8. 负责检查技术组各项规章制度和操作规程执行情况，并将检查结果进行登记总结，严防医疗差错事故。

9. 协助科主任做好贵重仪器和物资的申请购买及规章制度和操作规程的制定

工作。

10.带领技术人员开展新技术、新检查，参加一定的科研和教学工作。

11.定期与临床科室联系，不断改进影像检查的工作流程和提高影像图像质量。

（三）主管技师职责

1.在科主任领导和主任技师、副主任技师的指导下，开展影像检查、科研、教学工作的落实及实施，指导下级技术人员工作，负责监管影像检查的质量。

2.参加日常影像检查技术工作，解决日常工作中涉及的疑难技术问题。

3.负责影像技术的临床实习工作，指导进修、实习人员的学习，培养提高下级技术人员的技术水平，负责对技师的培训和考核。

4.努力参加科研工作，协助科主任落实科研计划。

5.了解国内外本专业的新技术，对改进影像检查的投照及扫描工作流程和技术手段提出建议。

6.定期主持影像技术读片，讲评投照质量。

7.完成科主任交付的其他工作。

（四）技师职责

1.在科主任领导下以及主管技师指导下进行工作。

2.参加日常影像检查技术工作，参加较复杂的技术操作，并帮助和指导技士、技术员工作。

3.负责本科机器的检查、保养和管理工作，督促和指导技士、技术员遵守技术操作规程和安全规则，严防差错事故。

4.开展技术革新和科学研究，指导进修、实习人员的技术操作，并担任一定的教学工作。

5.主持及参加集体阅片，讲评投照质量。

6.完成科室指定的其他工作。

（五）技士职责

1.在技师指导下，承担所分配的日常诊疗技术工作。

2.按照医师的要求，负责X线摄影、图像处理、归档工作。

3.参加集体评片，并评价照片质量。

4.配合技师进行本科机器的日常保养、整理和清洁工作。

5.认真执行科内各项规章制度和技术操作规程，遵守X线防护条例，重视消毒隔离、安全保卫等工作，严防差错事故。

6.负责机器附件、药品、胶片等物品的申领、保管及登记统计工作。

7.积极参加技术改进工作。

8.填写技术工作量日报表。

第二节 CT检查技术的发展

一、CT设备的发展历史

自从X线被发现后，医学上就开始用它来探测人体疾病。但是，由于人体内有些器官对X线的吸收差别极小，因此X线对那些前后重叠组织的病变就难以发现。于是，美国与英国的科学家们开始寻找新的方法来弥补采用X线技术检查人体病变的不足。

1963年，美国物理学家科马克发现人体不同的组织对X线的透过率有所不同，在研究中还得出了一些为后来CT的应用奠定了理论基础的计算公式。

1967年，英国电子工程师豪斯费尔德（Hounsfield）在并不知道科马克研究成果的情况下，研究了模式的识别，制造了一台能加强X线放射源的简单的扫描装置，用于对人体头部进行实验性扫描测量。后来，他又用这种装置去测量全身，获得了同样的效果。

1971年9月，豪斯费尔德又与一位神经放射学家合作，在伦敦郊外一家医院安装了他设计制造的这种装置，开始了头部检查。10月4日，医院用它检查了第一个患者。患者在完全清醒的情况下处于仰卧位，X线管装在患者的上方，绕检查部位转动，同时在患者下方装一计数器，使人体各部位对X线吸收的多少反映在计数器上，再经过电子计算机的处理，使人体各部位的图像从荧屏上显示出来。这次试验非常成功。

1972年第一台CT诞生，仅用于颅脑检查。同年4月，豪斯费尔德在英国放射学年会上首次公布了这一结果，正式宣告了CT的诞生。

1974年制成全身CT，检查范围扩大到胸、腹、脊柱及四肢。

第一代CT机采取旋转/平移方式（rotate/translate mode）进行扫描和收集信息。由于采用笔形X线束和只有1~2个探测器，所采数据少，所需时间长，图像质量差。

第二代CT机扫描方式跟上一代没有变化，只是将X线束改为扇形，探测器增至30个，扩大了扫描范围，增加了采集数据，图像质量有所提高，但仍不能避免因患者生理运动所引起的伪影（artifact）。

第三代CT机的探测器激增至300~800个，并与相对的X线管只作旋转运动（rotate/rotate mode），收集更多的数据，扫描时间在5秒以内，伪影大为减少，图像质量明显提高。

第四代CT机探测器增加到1000~2400个，环状排列且固定不动，只有X线管围绕患者旋转，即旋转/固定式（rotate/stationary mode），扫描速度快，图像质量高。

第五代CT机将扫描时间缩短到50毫秒，解决了心脏扫描成像问题，由一个电子枪产生的电子束（electron beam）射向一个环形钨靶产生X线，环形排列的探测器收集信息。64层CT仅用0.33秒即可获得患者身体的64层图像，空间分辨率小于0.4mm，提高了图像质量，尤其是实现对搏动的心脏进行清晰成像。

CT的出现是传统X线摄影和计算机技术结合的结果，硬、软件技术经历了几次大的革命性进步，一次是1989年CT在传统旋转扫描的基础上，采用了滑环技术和连续进床扫描技术，滑环技术使扫描装置可顺一个方向作连续旋转，配以连续进床，扫描轨迹呈螺旋状，因而得名螺旋CT（helical或spiral CT）。另一次是1998年多层螺旋CT的问世，使得机架X线球管围绕人体旋转一圈能同时获得多幅断面图像，开创了容积数据成像的新时代。

2004年以前，CT技术的发展主要是在球管和探测器运动方式以及射线束覆盖范围上的变革，直至2005年西门子推出全球首台双源CT（dual source computer tomography，DSCT），使得CT成像技术有了更进一步的发展，CT心血管成像才能与数字减影血管造影（digital subtraction angiography，DSA）相媲美，并极大地降低了心血管CT成像假阳性的概率。

二、CT检查技术的新进展

多层螺旋CT进入临床之后，CT图像质量和成像速度有了极大提高，CT应用技术种类的不断拓宽，临床CT检查技术的日趋完善，使医生能更加自如和直观地从图像中去捕捉需要的诊断信息。CT技术的发展趋势可归纳为：①更低的射线剂量；②更快的采集和重建速度；③更便捷和多样的图像处理；④更好的图像质量；⑤更短的患者等候时间；⑥更人性化的操作设计。

1. **探测器**　是一种将X线能量转换为可供记录的电信号的装置。

最早的单层CT探测器覆盖宽度只有10mm，最薄物理采集层厚也只能达到10mm。多层螺旋CT采用了阵列探测器，每一单列的探测器采集层厚可达到亚毫米，阵列探测器的组合覆盖宽度最早达到20mm甚至32mm；而现在64排CT的覆盖宽度可达40mm，最薄物理采集层厚可做到高分辨率的亚毫米层厚0.5mm或0.625mm。可以看到探测器发展是向着宽体、薄层的方向发展。覆盖宽度越来越大，层厚越来越小，会使影像质量更佳，扫描速度得到很大的提升，现在64排CT在10秒内即可以做全身的检查，同时所得到的图像都是高分辨率的亚毫米层厚。探测器的宽度有着很大的发展空间，甚至于实现平板CT，也是宽体探测器的一个最终体现。

2. **球管**　在单层CT上，球管的热容量和散热率比较低，在检查中若要进行大范围或薄层扫描就需要球管冷却等待，限制了许多的临床应用。随着多层CT的出现，扫描覆盖范围增大、层厚变薄，球管设计也逐渐走向大热容量、高散热率和高毫安输出的方向，以保证能进行薄层、快速、大范围检查，并同时得到高质量的图像。在多层CT上，球管设计和选择有两种发展趋势：以GE公司的"V8"大力神球管为代表的大功率高毫安输出球管和以Siemens公司为代表的Straton"0MHU"高散热率球管。"0MHU"球管散热率可达7300kHU/min是其最大的特点，可以保证长时间的扫描而无需球管冷却等待。GE、Philips和Toshiba都采用了8MHU或7.5MHU大容量球管，这种设计可以保证在不同胖瘦患者和扫描部位时均可以得到优质的高分辨率的图像。随着扫描时间的缩短和探测器阵列层厚更薄，将来的球管对峰值毫安的设计要求可能会更高。

3.图像后处理 原来单层螺旋CT可以开展初步的二维、三维图像重建，在多层螺旋CT出现后图像处理得到了快速发展，为临床诊断带来了新的立体诊断模式，使CT的临床应用有了进一步的突破，可以实现心脏冠脉的无创成像、血管的曲面跟踪重建功能学分析、CAD技术等。同时，多种后处理技术的综合应用并且程序化，更加丰富了影像学的信息，例如心脏"一站式"的后处理技术，只需选择一个程序，就可以同时得到冠状动脉的曲面2D图像、冠状动脉的平面拉直测量、冠状动脉束的显示以及心脏的形态、心室壁厚度及心室射血功能等诸多信息，使得无论从影像学还是从临床角度都能最大程度获益。

CT能量成像几乎与CT应用于临床同时开始，至今已经有50多年的发展历程，探索从双能量成像到多能量成像技术。CT球管产生的X线具有连续的能量分布，多能谱CT（multi-energy/spectral CT）成像就是利用物质在不同X线能量下产生的不同吸收来提供更多的影像信息。其主要的优势在于：①分离不同能量的信息，提高图像质量；有效地抑制射束硬化伪影和降低辐射剂量，有助于对非能谱CT成像难以定性的小病灶和组织进行定性和定量诊断。②利用K边缘成像，降低辐射或造影剂剂量；通过对K边缘特性的高原子序数造影剂的识别，满足高危患者使用更少造影剂的要求。③利用多能谱特性，提高软组织对比度；改进组织中质量衰减系数相近的软组织对比度，增加在较低能量区的软组织对比度。

第三节 基础知识

一、CT 检查技术与其他检查技术比较

目前临床常规影像检查有三种：普通X线检查、CT检查、MRI检查。

普通X线检查技术是传统的影像学检查手段，应用较早、较普遍，价格也相对低廉。主要通过拍X线片用于一些疾病的初步检查，以便发现较明显的组织和结构的病变，是疾病初筛的首选检查方法。对于移位性骨折、骨质改变的骨病、关节部位骨性病变、不透光异物、心肺器质性疾病、消化系统梗阻等疾病有很好的诊断价值。

CT检查技术目前发展得很快，CT图像密度分辨率高、结构细节显示清晰，但其

空间分辨率不高，不如X线片，且价格也较贵。但其在显示横断面影像信息方面明显优于X线片。CT血管成像（CTA）能清晰地显示血管走向及血管病变，对肿瘤的检查灵敏度明显高于普通X线片。多排螺旋CT能进行三维成像，有助于立体显示组织结构和器官病变。CT扫描限于技术员的专业水平及扫描层面间隔，不能获得整体检查部位的信息，导致有一定的漏诊率。CT对软组织显像清晰度和分辨率不高。

磁共振检查（MRI）与普通X线和CT检查原理不同，没有X线辐射。优势是可以在三维空间任意平面上成像，可以从不同的角度观察被检部位的病变情况。但它与CT一样，空间分辨率不高（三者中最差），价格较贵，检查时间较长，体内有非钛质金属患者无法进行磁共振检查；对骨组织的显像精确度不如CT。MRI利于发现软组织疾病，在骨科主要用于发现椎间盘病变、脊髓病变、半月板病变、炎性病变等；通过不同的处理技术能早期发现松质骨骨折如椎体骨折、骨盆骨折；早期发现炎性疾病如股骨头无菌性坏死、骨结核、骨肿瘤等。MR血管成像（MRA）对血管疾病灵敏度高，且不用造影剂就能达到诊断效果。

综上所述，根据不同情况（就诊者身体、疾病、经济等），合理选择普通X线检查、CT检查或者磁共振检查。一般对初次就诊的患者，最好先做普通X线检查进行初筛；如果未发现明显异常或者发现异常但不能确诊，再考虑进一步检查。普通的骨科问题，如椎体骨折、椎体滑脱、脊柱畸形、脊柱失稳等疾病首选X线片就可解决。如果不能满足临床检查需要，最好听取专科医生的建议采用合乎病情的检查手段。在诊断椎间盘病变尤其是颈椎病以及脊髓畸形、肿瘤、结核等疾病检查时首选MRI。在脊柱骨折、椎管病变、关节病变诊断中，CT检查有着不可替代的优势。总之，三者各有优劣，不可相互替代，也并不是越贵的检查就越好，就诊时应优选检查方法，采用合理的检查方案。

二、CT 检查的医学应用

1. **神经系统**　颅脑外伤、脑梗死、脑肿瘤、炎性病变、变性病、先天畸形等，是创伤性颅脑损伤的常规和首选检查方法，可清楚显示脑挫裂伤、脑内血肿、硬膜外及硬膜下血肿、颅面骨骨折、颅内金属异物等。

2. **心血管系统**　可用于心脏肿瘤、心包积液，急性主动脉夹层、动脉瘤等，增强扫描的CT图像有特征性表现。

3. **胸部病变**　对于显示肺部病变有非常好的效果，对胸部外伤、感染性病变、肿瘤等均有很高的诊断价值。特别是增强扫描对纵隔内的肿块、淋巴结以及胸膜病变等显示效果好，亦可显示肺内团块与纵隔关系等。

4. **腹部器官**　对于实质性器官如肝脏、胆囊、脾脏、胰腺、肾脏、肾上腺等显示清晰，对于肿瘤、感染及创伤能清晰地显示病变位置、程度等，对病变的分期等有较高价值，有助于临床制定治疗方案，尤其对于手术科室的手术定位有重要意义，对腹内肿块的诊断与鉴别价值较大。

5. 盆腔脏器 盆腔器官之间有丰富的脂肪间隙，有利于显示肿瘤对邻近组织的侵犯，因此CT检查已成为卵巢、宫颈和子宫、膀胱、精囊、前列腺和直肠肿瘤的诊断、临床分期和放射治疗方案设计的重要手段。

6. 骨与关节 对显示X线平片中常被骨皮质遮盖不能显示的骨、肌肉内细小病变，以及结构复杂的骨、关节，如脊椎、胸锁关节等较好。对普通X线可疑病变，如关节面细小骨折、软组织脓肿、髓内骨肿瘤造成的骨皮质破坏，观察肿瘤向软组织浸润的情况等显示清晰。对骨破坏区内部及周围结构的显示，如破坏区内的死骨、钙化、骨化以及破坏区周围骨质增生、软组织脓肿、肿物显示明显优于常规X线平片。对于关节软骨、韧带、半月板、滑膜等的显示则不如MRI检查。

简 答 题

参考答案

1. 请简述CT检查技术岗位要求。
2. 请简述CT检查技术的发展。
3. 请简述CT检查技术与其他检查技术相比较的优缺点。

书网融合……

小结

第二章　CT成像原理和基本概念

CT主要由三大部分组成：扫描系统、计算机系统、图像显示和存储系统。扫描系统包括扫描机架和数据采集系统，扫描机架可根据不同部位检查的需要，进行±25°的倾斜，其内部结构有滑环、X线球管、高压系统、冷却系统、滤过器、准直器、探测器等；数据采集系统由探测器、缓冲器、积分器和模数转换器（A/D）等组成。计算机系统负责处理采集到的数字信号，进行数据的运算和存储，生成重建后的图像。经重建后的CT图像通过存储设备存储，可随时通过显示系统进行查看。

第一节　CT成像原理

CT成像是一种根据人体各组织器官对X线不同的衰减系数，经衰减后的信号使用计算机处理并重建的、具有较高密度分辨力的二维横断面图像成像技术。CT成像原理基本过程如图2-1所示。

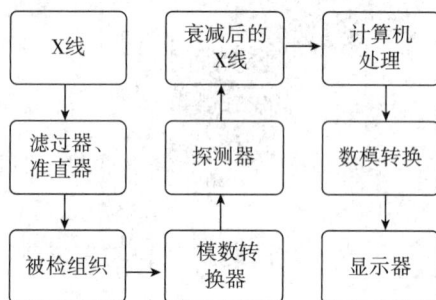

图2-1　CT成像原理基本过程

1. **非螺旋CT（non-spiral computed tomography）**　每一层面扫描时检查床不动，X线球管和探测器围绕被检者旋转一周，完成一次数据采集，然后移动检查床，进行下一层面的数据采集，直至所需检查部位全部扫描完成，扫描轨迹呈不连续的环形的计算机体层成像扫描装置。

2. **螺旋CT（spiral computed tomography）**　X线球管和探测器围绕被检者连续旋转，检查床以一定的速度纵向连续移动，X线球管连续曝光，探测器同步采集数据，扫描轨迹呈螺旋状的计算机体层成像扫描装置。螺旋扫描采集的数据是一个连续的螺旋形空间内的容积数据，获得的是三维信息，故称容积扫描。

（1）单层螺旋CT　每旋转扫描一周，可以获得一层图像，探测器只有一排，透过被扫描物体的X线被探测器接收，经过数据转换与处理后，重建出一层图像，又称单排螺旋CT。单层螺旋CT与非螺旋CT相比：①扫描速度快，检查时间短，对比剂利用率高；②一次屏气可完成一个部位的检查，避免了呼吸运动的伪影及小病灶的遗漏；③利用原始数据可进行多次不同重建算法或不同层间距的图像重建，提高了二维和三维图像的质量；④螺旋CT无明显层厚概念，扇形线束增宽，使有效扫描层厚增大。

（2）多层螺旋CT 每旋转扫描一周，可以获得两层及以上的图像，在机架z轴方向上有多排探测器，又称多排螺旋CT。多层螺旋CT采用锥形X线束，一次曝光可获得多层图像数据，重建多层图像，提高了X线利用率。一次屏气可完成大范围容积扫描，加快了扫描速度，减少了扫描时间，提高了检查的速度。扫描速度的提高使增强扫描的效果明显，从而减少了对比剂的用量。旋转时间的缩短，明显提高了时间分辨力。提高了图像的空间分辨力，特别是提高了z轴空间分辨力。

3. 双源CT（dual source computed tomography） 在扫描机架内安装有两套X线球管和两套探测器系统的计算机体层成像扫描装置。两套X线发生装置和两套探测器系统呈一定角度安装在同一平面，进行同步扫描（图2-2）。两套X线球管既可发射同样电压的射线也可以发射不同电压的射线，从而实现数据的整合或分离。不同的两组数据对同一器官组织的分辨能力是不一样的，通过两组不同能量的数据从而可以分离普通CT所不能分离或显示的组织结构，即能量成像。如果是两组数据以同样的电压的电流值扫描则可以将两组数据进行整合，快速获得同一部位的组织结构形态，突破普通CT的速度极限。DSCT有两种工作模式，即单源模式和双源模式，均可通过控制台进行相关设置。

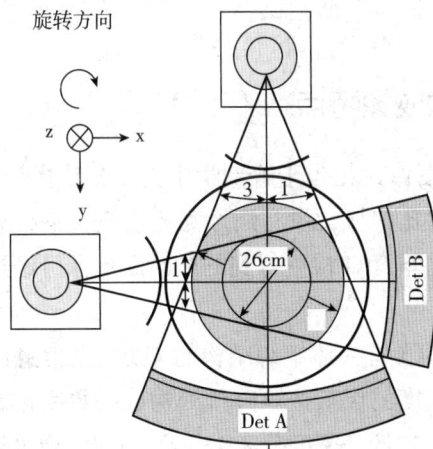

图2-2 双源CT结构

单源模式时数据采集与重建系统A工作，数据采集与重建系统B处于关闭状态。此时与一台普通64层CT机无异，即由球管A发射X线，经受检者衰减后被探测器A接收，然后再经相应的图像处理和重建后产生相应部位的CT图像。一次扫描（即1个采集周期）球管和探测器组至少要旋转180°才能获得足够的数据，重建出图像，最多可获得64层图像。定位像及头颈部、胸腹部及四肢等一些常规平扫、增强扫描常采用单源模式。

双源模式时，2套数据采集与重建系统同时工作，2套球管与探测器组合，各自独立发射及接收射线，独立完成图像处理，但在图像重建时，由2套采集系统获得的数据既可以重建出2组独立的图像，也可以重建出1组融合的图像，前者1个采集周期与单源模式相同，即球管和探测器组至少要旋转180°，主要用于骨骼及钙化的分离、鉴别组织与胶原成分等；后者1个采集周期球管和探测器组只需旋转90°，由2组数据采集系统获得的2组数据经相应的数学运算、组合后即可实现单源下旋转180°的效果，但时间分辨率提高了1倍，主要用于心脏等时间分辨率要求极高的检查。

4. CT能谱成像　X线管双电压的瞬时切换，或双线管双探测器，或单X射线管双探测器，利用半导体材料探测器进行单光子计数和能量甄别方式实现的成像技术。可以进行高（140keV）、低（80keV）两种能量的瞬时切换，获得高低两种能量状态下的数据，以此确定体素在80～140keV能量范围内的衰减系数。进而获取在此能量范围内连续不断的101个keV单能量图像，实现能谱CT的单能量图像、能谱吸收曲线、有效原子序数、物质定量与分离的临床应用。CT能谱成像有多参数、定量定性分析成像模式。主要核心技术有：①单源瞬时KVP切换技术；②双层探测器即"三明治"探测器技术；③双球管双能量成像技术。

第二节　CT 成像基本概念

一、CT 检查技术成像特点

CT检查能提供断面图像，相当于解剖学中把人分成多层，研究断层基本结构，得到的图像层次分明、对比明显，没有病灶互相重叠，不影响观察，能提供受检层面器官和病灶的细节。此外，CT检查得到的横断面图像可经过图像后处理技术获得矢状、冠状等断面图像。

CT图像是将采集到的含有人体组织结构的X线数据信息经过计算机重建后，由一定数目从黑到白不同灰度的像素按矩阵排列构成的数字化重建图像。与X线图像相比，CT图像空间分辨力较低，密度分辨力较高。CT图像可做定量分析，通过测量各组织的X线衰减系数并经过计算后，用CT值来反映组织间的密度差异。

CT窗口技术即将CT图像有选择地进行适当的灰阶表达，提供最大诊断信息的技术。由于CT的密度分辨力高，人体组织的CT值有数千个，CT机显示系统灰阶设置一般为256个灰阶，一般人眼能区分16个灰阶，CT值的数量大大超出了人眼识别灰阶的能力。使用窗口技术，能够充分显示组织密度差异，使观察者清晰分辨感兴趣组织的结构细节。

二、CT检查技术成像参数

1. 层　指CT数据采集系统(data acquisition system，DAS)同步获得图像的能力，简单地说就是同步采集图像的DAS通道数目或机架旋转时同步采集图像的层数，这个指标主要是反映CT扫描的功能。有多少层CT就代表扫描一圈能够同步获得多少层图像。比如，我们常说的16排CT、64排CT，就是表示扫描一圈能够获得16层图像、64层图像。层数越多，检查时间就越短。检查时间短有利于运动部位的检查，如心脏。

2. 排　指CT探测器在Z轴方向的物理排列数目，简单来讲就是有多少排(个)探测器，就是多少排CT，这个指标主要是反映CT硬件结构。可以说"排"是一个硬件性参数。所谓硬件性参数就是直接可以在硬件(实体)中反映出来的，比如64排，那么可以数出来探测器的阵列数。有些CT设备每排探测器可一次采集重建出2层图像，例如，西门子64层CT，实际探测器是32排，每排出2层图像，因此一次采集可以形成64层图像。

3. 层厚　指计算机体层成像断面图像在垂直于被照体或检查床方向上覆盖的长度。层厚较小，结构显示详细，密度值越有价值，但层厚过小则所含像素太少而影响密度值的代表性，图像并非层厚越多越清晰。扫描层厚需根据被检结构的大小和病变的大小确定。

4. 层距　指相邻两个层面之间的距离。若层距与层厚相等，则为连续扫描，各层之间无间隙；若层距大于层厚则为间断扫描，部分层面组织未被扫描；若层距小于层厚，则为重叠扫描，层面相邻部分为重复扫描。间断扫描时间短，重叠扫描对小于层厚的病变显示较好。

5. 像素　又称像元，是组成数字图像矩阵的基本面积单元，是构成CT图像的最小单位。

6. 矩阵　是指构成图像的像素阵列，标识在图像的一个横行和纵列的数字方阵。矩阵与像素密不可分，图像矩阵中的每个元素即为像素，矩阵的大小用所含的像素数目表示，所含像素数目越多，矩阵越大。矩阵分为采集矩阵、重建矩阵、显示矩阵。

7. 体素　是指在受检体内欲成像层面上按一定的大小和一定的坐标人为划分的小体积元。二维的像素加上厚度就是体素，体素是一个三维的概念，是CT容积数据采集中最小的体积单元，也是重建三维立体图像的基本单元。

8. CT值　国际上将CT值定义为CT影像中每个像素所对应物质对X线线性平均衰减量的大小。实际应用中以水的衰减系数作为基准，故CT值大小为人体被检组织的衰减系数 μ_x 与水的衰减系数 μ_w 的相对差值，用公式表示为：CT值＝(μ_x - μ_w)/ μ_w ×K，K是分度因数，常取1000。CT值的单位为HU。水的CT值为0HU。正常人体组织、器官CT值见表2-1。

表2-1　正常人体组织、器官CT值（HU）

组织器官	CT值	组织器官	CT值
空气	−1000	胰腺	45 ~ 55
脂肪	−100 ~ −20	肾脏	40 ~ 50
脑白质	25 ~ 32	肌肉	40 ~ 80
脑灰质	30 ~ 40	胆囊	10 ~ 30
肝脏	50 ~ 70	钙化	80 ~ 300
脾脏	50 ~ 65	骨骼	+1000

9. 窗宽　CT图像上显示的CT值范围，即上限CT值与下限CT值之差。在此CT值范围内的组织和病变均以不同的模拟灰度显示。CT值高于此范围的组织和病变，无论高出程度有多少，均以白影显示，不再有灰度差异；反之，低于此范围的组织结构，不论低的程度有多少，均以黑影显示，也无灰度差别。增大窗宽，则图像所示CT值范围加大，显示具有不同密度的组织结构增多，但各结构之间的灰度差别减少。增大窗宽，图像层次增多，组织对比减少，细节显示差；缩窄窗宽，图像层次增少，组织对比增加，细节显示好。

10. 窗位　将要观察的组织的CT值范围的中心CT值称为窗位。同样的窗宽，由于窗位不同，其所包括CT值范围的CT值也有差异。例如窗宽同为100HU，当窗位为0HU时，其CT值范围为−50 ~ +50HU；如窗位为+35HU时，则CT值范围为−15 ~ +85HU。

11. 螺距　是指X线管（扫描旋转架）旋转1周检查床移动的距离与扫描层厚（单层螺旋CT）或准直宽度（多层螺旋CT）的比值。

12. 层厚敏感曲线　是指机架扫描孔中心点扩散函数的纵向Z轴分布曲线。为螺旋CT成像系统的主要技术指标，以及CT机验收检测和状态检测的重要项目之一，对螺旋CT图像质量有重要的影响。

13. 傅里叶变换　是一种图像重建运算处理方法，特征是描述正弦曲线幅度和相位的函数，并使该幅度和相位与特定的频率相对应，幅度是指正弦波的高度，相位是指正弦波的起始点。实际上是一种将空间信号转换为频率信号的数学方法。

14. 扫描时间　又称采集时间，是指完成某体层数据采集X线束扫描所需要的时间，即X线管和探测器阵列围绕人体旋转扫描每一层面时所需的X线曝光时间。

15. 密度分辨力　也称低对比（度）分辨力或对比度分辨力，为物体与均值环境的X线衰减系数差别的相对值小于1%时，CT图像能分辨该物体的能力，即能分辨最低密度差别的能力。

16. 空间分辨力　又称高对比（度）分辨力，指分辨最小细节的能力，也即图像对物体空间大小（即几何尺寸）的分辨能力。

17. 时间分辨力　也称动态分辨力，是指CT成像系统对运动部位成像的瞬间显示能力。实际应用中以扫描1周的最快速度（机架旋转1周的最短时间，即获取图像重建所需要扫描数据的采样时间）来表示。

18. 部分容积效应　在同一扫描体素内含有两种以上不同密度的组织相互重叠时，所测得的CT值不能真实反映该体素内任何一种组织真实的CT值，而是这些组织的平均值，又称体积平均效应。

19. 原始数据　CT扫描后由探测器接收到的透过人体后的衰减X线信号，经放大与模数转换后传送给计算机，但尚未重建成断面图像的数据被称为原始数据，即投影数据。

20. 重建　原始数据经计算机采用特定的算法处理而得到能用于诊断的横断面图像（显示数据）的过程。

21. 重建算法　又称滤波函数或滤过函数、重建函数、卷积核、滤波器、重建类型等，是CT设备的原始横断层面图像重建中，根据检查目的和拟重点显示的结构所采用的一种数学算法。常用的重建算法有三种：标准算法、软组织算法、骨算法（即高分辨力算法）。

22. 重组　是利用断层图像数据重新构建图像而不涉及原始数据处理的一种图像处理方法。

23. 扫描野　是指医学数字成像方式中，依据检测目的设定的采集范围，或CT扫描成像所确定的范围，即在定位像上制定扫描计划时确定的层面视野大小，是决定扫描多少解剖部位的参数。

24. 扫描范围　为检查床每秒移动的距离与X线管连续曝光时间之积，是CT扫描受检体的最大区域。

25. 多平面重组（multi-planar reformatting，MPR）　通过重新排列体素，可以获得任意层面的二维图像，适用于显示颅底、颈部、肺门等解剖结构复杂部位和器官的病变性质、侵犯范围、毗邻关系。在CT任意断面上按需要划线，然后沿该划线将断面上的层面重组，即可获得该划线平面的实时二维重建图像。MPR可以同时显示轴位、矢状位和冠状位及任意斜位层面，并可任意改变重建的位置和层厚以利于观察不同组织细微结构。MPR可较好地显示组织器官内复杂解剖关系，有利于病变的准确定位。

26. 曲面重建（curved planar reformation，CPR）　在容积数据的基础上，沿感兴趣区划一条曲线，计算指定曲面的所有像素的CT值，并以二维的图像形式显示出来，以将弯曲的不在同一平面上的解剖结构经追踪后显示在同一平面上。曲面重建将扭曲、重叠的血管、支气管、牙槽、腹部管状脏器等结构伸展拉直显示在同一平面上，较好地显示其全貌，使病变对解剖结构的改变显示得更加清晰和直观。CPR是MPR的延伸和发展。

27. 最大密度投影（maximum intensity projection，MIP）　主要用于显示密度高的血管和器官，通过将一定厚度的CT值中最高的体素投影到背景平面上，可以显示血管壁钙化和对比剂充盈的血管腔。取每一线束的最大密度进行投影，反映组织的密度差异，对比度较高，临床上常用于显示具有相对较高密度的组织结构，例如注射对比剂后显影的血管、明显强化的软组织肿块、骨骼等，对于密度差异较小的组织结构则难以显示。用于血管重建、骨重建。

28.**最小密度投影**（minimum intensity projection，Min-IP） 方法与MIP相似，它是在某一平面方向上对所选取的三维组织层块中的最小密度进行投影。主要用于显示密度低的含气组织器官，如气管、肺、内耳半规管等，通过将CT值中最低的体素投影到背景平面上，可以突出显示这些结构。

29.**容积再现**（volume rendered technique，VRT） 对不同CT值的组织赋予不同的亮度、颜色、透明度，以区分不同的组织，并将之清晰显示。运用容积重建（VRT），一次采集可以同时观察血管、软组织、骨结构等，例如CT血管造影可清楚显示血管情况，可用于诊断颈动脉、椎动脉狭窄，夹层动脉瘤，颅内动静脉畸形及肾移植的估价。CT血管造影显示钙化灶优于MRA。

30.**表面阴影遮盖**（shaded surface display，SSD） 是通过计算被观察物体表面所有相关像素的最高和最低CT值并保留其影像，但超过限定CT域值的像素被当作透明处理后重组成三维图象。此技术适用骨骼系统、肌肉系统、皮肤、空腔结构、腹腔脏器、肿瘤以及血管的显示。

31.**仿真内窥镜**（virtual endoscopy，VE） 在CT采集容积数据后，三维重建采用表面阴影显示法或容积再现法，其中假想光线的投影采用透视投影，在受检器官的腔内选择好视点的行进路线，计算机保存一系列显示结果图像，按电影序列反复回放，其效果与光纤内窥镜相仿。运用特殊计算机后处理软件对人体内空腔脏器表面具有相同像素的部分进行三维表面再现和容积再现，从而重建出管道器官的内表面三维立体图像。并利用计算机的模拟导航技术进行管腔内透视，结合实时回放，模拟光学纤维镜的效果并附加伪彩着色，以获取人体管腔器官的腔道内三维或三维动态的解剖图像。因其类似纤维内镜所见，故名"虚拟内窥镜"。

简 答 题

参考答案

1.请简述CT成像原理。

2.请简述像素、体素、矩阵、原始数据、重建、CT值、窗技术等CT成像基本概念。

3.请简述CT后处理技术的临床应用。

书网融合……

小结

第三章　CT检查注意事项

　　CT检查的前提和基础包括检测设备状态是否正常、环境是否达标、受检者准备是否到位、技师及护理准备是否充分等。针对不同的受检者应灵活选用适合的检查方法，以获得满足诊断需求的图像。

第一节　CT设备电气环境和使用维护注意事项

　　为避免对设备的电波动冲击和温度波动冲击引发的设备故障、损害和使用寿命的缩短，除安装、维护检修和搬家时断电停机外，务必保持设备及其辅助设施，包括水冷、风冷、空调和除湿机的终生通电（包括周末和节假日的全天候24小时通电）。

　　1. 建议设备24小时开机，每天重启计算机软件一次，患者数据及时清除，保持剩余存储空间大于25%。

　　2. 切换电网（正常和备用）前，关闭机器，否则会损坏配件。

　　3. 温湿度规定：设备间/扫描间/操作室温度要求23℃±2℃，相对湿度保持在40%~60%。

　　4. 及时清空除湿机储水箱，定期检查空调系统，保证温度和湿度控制功能，避免空调管道漏水。

　　5. 禁止使用带有腐蚀性/挥发性的液体（如草酸/福尔马林等）清洁设备及机房，不可以使用臭氧进行空气消毒。

　　6. 使用紫外灯进行消毒时，避免将其放置在扫描范围内。

　　7. 勤查设备间的上下水以及污水通道，以防管道破裂漏水漏气导致设备被污染。

　　8. 保持水冷机/机柜等设备间的环境清洁，避免灰尘堆积。

　　9. 供电系统的任何变更（变压器更换/电缆更换/配电箱更改等），请提前告知并咨询设备厂家工程师。

　　10. 避免使用容易产生静电的织物或床单（如一次性塑料床单等）。

　　11. 时刻关注天气变化，做好机房的防涝以及设备供电的防雷措施。

　　12. 严格按照系统要求定期保养，及时完成系统升级。

　　13. 由于系统的复杂性，在检查或治疗的过程中不能完全避免X线成像系统或其他系统功能出现故障，因此，务必设立并熟悉相应的紧急预案。

　　总之，要保证可靠电气运行环境，需做到"六供十二防"。六供：供好电源、地线、宽带、水源、气源以及维修空间。十二防：防鼠、防火、防水、防震、防冻、防潮、防干、防热、防酸、防磁、防霉、防气压异常。

第二节 CT 操作安全注意事项

检查受检者前应该注意 CT 机的周围环境，高压注射器、抢救车、氧气瓶等辅助设备要和 CT 机保持一定的安全距离，确保 CT 机在工作时检查床运动或者机架倾斜不会碰到这些设备。受检者根据检查部位选择不同的体位，基本原则是扫描靶器官位于扫描野的中心，不论是扫描定位、检查中、检查结束时，操作人员在移动检查床和倾斜机架的时候需要同时观察受检者的位置，确保机架不会撞到或挤压到受检者，特别注意受检者的手不要放在检查床缝隙处，避免检查床运动夹伤受检者手指。如果受检者是儿童、昏迷患者、老年患者及行动受限者一定要使用安全装置，避免意外夹伤。

一、安全装置的使用

(一)使用要点

1.**头部检查** 头部检查时双手放置在身体上，不要放在床两边；双手不能放置在身体上的受检者(例如：儿童、昏迷患者、老年患者)，必须使用安全装置，如头垫(图3-1)和安全带(图3-2)。

可以根据受检者头颅和头托之间的空隙选择不同厚度的头垫(图3-1)，并使用前额带和下颚带分别固定前额和下颚，双手放置于身体上。如果双上肢放置于身体两侧，则必须使用安全带固定。使用方法如图3-3、3-4所示。

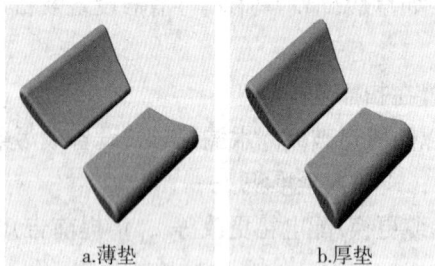

a.薄垫　　　　　b.厚垫

图 3-1　头垫

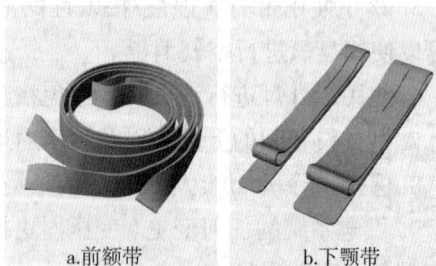

a.前额带　　　　b.下颚带

图 3-2　安全带

a.前额带：用于固定就诊者前额部　b.下颚带：用于固定下颚部

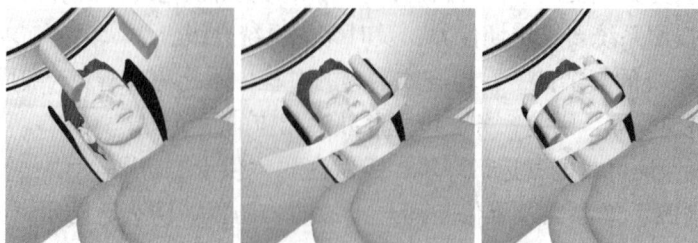

图 3-3　示例(头部)

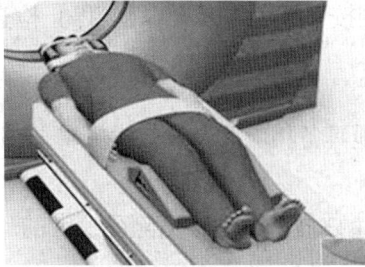

图3-4 示例（全身）

昏迷患者使用安全带时医生必须时刻观察受检者，防止患者呕吐误吸，必要时可采用侧卧体位检查。

2.体部检查 体部检查时，双上肢放置于头部上方，内收，避免被机架碰到，胸腹部扫描时可使用一条或多条安全带固定胸腹部和下肢，如图3-5所示。

双臂不能上举的患者，例如：儿童、昏迷患者、老年患者、行动受限患者，一定要在使用安全带固定身体的同时固定双手置于身体两侧，如图3-6所示。

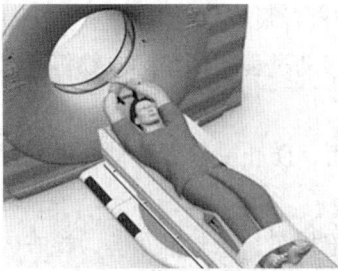

图3-5 示例（体部检查）

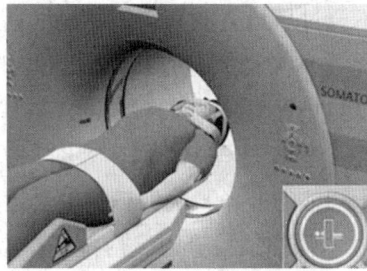

图3-6 示例（特殊受检者）

3.紧急停止"Stop"键的使用 在控制盒及扫描机架控制键的上方分别有一个红色的"Stop"键，如图3-7所示。

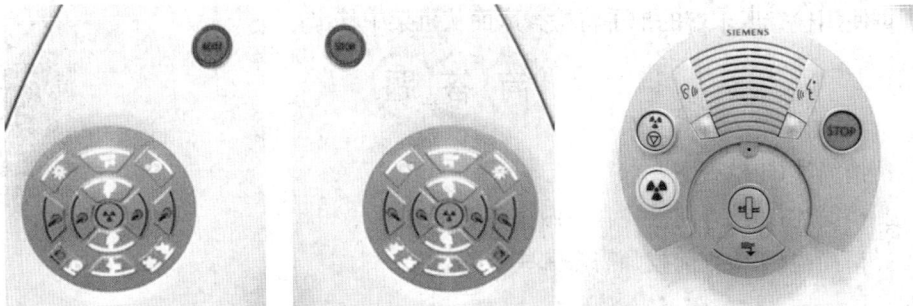

图3-7 "Stop"键

遇到紧急情况，例如突发火灾，需要中止检查时，立刻按下CT控制盘或者扫描架上的红色"Stop"键，检查曝光或者检查床的运动会立刻停止，受检者检查床会立即自动解锁，医生可以手动将受检者从扫描架中拖出，立刻撤离。

操作医生在检查受检者期间应该时刻关注受检者，尤其是儿童、昏迷患者、老年患者，发现异常情况立刻按下红色"Stop"键，停止检查，及时处理异常情况。

（二）安全事项

1. 设备操作人员，必须具备相应的专业技术资格证书，受过CT扫描仪使用培训并考核合格者才能上机操作。

2. 检查前向受检者简述扫描全过程，消除受检者的恐惧心理，取得他们的最佳配合，避免检查中出现意外事件。

3. 去除检查部位的金属饰物等，以防止产生严重伪影。摆放体位，使用安全带（约束带）等辅助定位装置，以防止受检者在检查中发生运动，避免发生跌落等安全意外。

4. 注意受检者的辐射防护，避免不必要的辐射，对于扫描野以外部位做好X线防护工作，尤其是腺体等敏感部位。

5. 对于不能合作的老年人、儿童、昏迷患者等，由上级医生酌情决定是否需要家属陪同，如有家属陪同，务必做好X线防护措施。

6. 将受检者送入扫描机架时定位线摆放在恰当的起始位置，避免不必要的扫描辐射，不要过早打开激光定位灯，尽量避免对受检者眼睛照射。

7. 将受检者送入检查机架时，防止检查床移动过程中床单和衣物等卷入移动轨道中，以防止发生意外。

8. 整个检查过程中，医生要时刻关注受检者，防止受检者移动，做好随时按暂停或终止扫描的准备，确保扫描中受检者的安全。

9. 做增强扫描检查时，应配备抢救药品、抢救车、急救推车等，检查人员需具备急救知识，以防受检者意外情况发生。

10. 检查结束后，退出检查床，务必在检查床停稳后，再请受检者下来。并应在检查床退降过程中关注床体周围，以防止与其他事物（如推床）发生碰撞，引起安全事故。

11. 紧急情况下按下停止键可以中断设备运动（移动和机架倾斜），并可切断辐射。再使用检查床末端的把手将检查床面从机架中移出。

简 答 题

参考答案

1. 请简述CT检查室要求。
2. 请简述CT检查前被检者需做哪些准备。
3. 请简述CT检查前技师需做哪些准备。

书网融合……

小结

第四章 CT机操作说明

本章节参照某公司CT产品的英文资料、中文操作手册资料等相关刊物进行编写。

【操作提示】

1. 所有的操作应在完成操作后及时关闭退出，养成良好正确的操作习惯，以优化操作流程及设备运行状态，提高工作效率。

2. 所有操作均要事先正确选择操作对象，比如：窗值调整、测CT值、拍片、删除、复制、剪切、三维后处理、保存等。要注意是选择一幅图像、一个系列图像还是一个检查；避免将成百上千幅薄层图像发到底片上。

3. 被选定的图像会以深蓝色边框显示。

4. 做后处理时按要求选择适合的系列数据。

第一节 基础知识

一、鼠标操作介绍

1. 鼠标三键功能详解 左键：选择对象；中间键：窗值的调整；右键：调出弹出式菜单。

左键单击某像格图像用于激活该像格，即选择该图像。在影像卡观察区及拍片卡内，激活的像格以蓝色虚线边框表示，在3D卡内激活的像格以加粗的实线边框表示。

左键单击图形对象的边框线，用于激活该对象并显示调节手柄。图形对象指图像外的圆形或方形感兴趣区及直线等，扫描定位框亦属于图形对象。

在影像卡及拍片卡内，激活 后左键拖放操作实现移动或缩放功能。

鼠标放在像格中央区，变为 表示移动。

鼠标放在像格边缘区，变为 表示缩放。

中间键拖放操作用于窗值的调整。

左右方向拖放可调节窗宽，上下方向拖放可调节窗位。

🖱 右键用于调出弹出式菜单。

2. 扫描控制　将鼠标指针尖放在相应功能区，鼠标指针将改变形状，表示其当前的左键拖放的功能。如图4-1、4-2和表4-1所示。

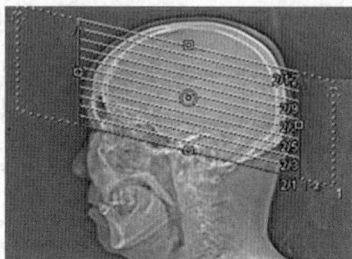

图 4-1　头颅定位像扫描基线和范围

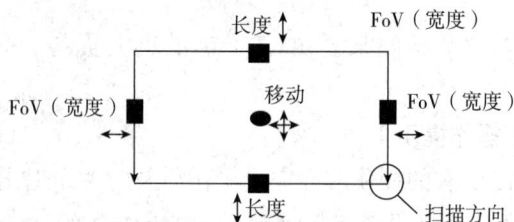

图 4-2　扫描范围示意图

表 4-1　鼠标指针示意图和扫描控制功能

功能区	鼠标指针	对应的功能
■ FoV	↔	改变视野大小
长度 ↕ ■	↕	改变扫描范围
移动 ⬬ ✛	✛	移动扫描定位框
▱	↻	改变机架倾斜角度

3. 调整窗口　包括：调整窗口大小和移动窗口。将鼠标指针放到窗口的边框上，鼠标的形状会改变，根据鼠标的位置及鼠标指针形状，分别代表不同功能，如图4-3所示。

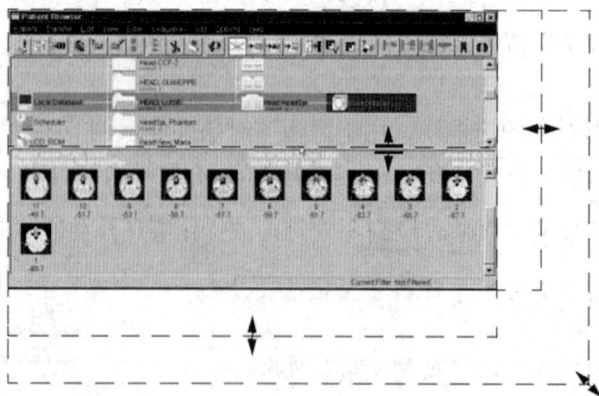

图 4-3　调整窗口实例

⇳ 在内边框线上，指针变为打破的双箭头，可以按下左键的同时将边框拖到新位置。

↕ 在上或下边缘，指针变为垂直双箭头，可以改变窗口高度。

↔ 在左右边缘，指针变为水平双箭头，可以改变窗口的宽度。

↘ 在边框一角，指针变为对角线双箭头，可以同时改变窗口的高度和宽度。

二、键盘操作介绍

1.**键盘简介**　可以使用键盘来输入文字和数字。使用组合键和数字键区上的键，也可调用某些功能并启动相应程序（图4-4）。

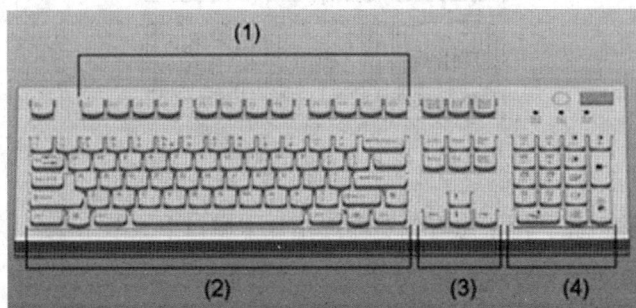

图 4-4　键盘

（1）功能键；（2）打字键盘；（3）光标键区；（4）符号键区

2.**常用键盘快捷键**

（1）功能键

F2键　腹部窗

F3键　肺窗

F4键　骨窗（F2 3 4　窗可设置）

F5键　转换到检查卡　Exam

F6键　转换到影像卡　Viewing

F7键　转换到拍片卡　Filming

F8键　转换到三维卡　3D

（2）打字键盘

Alt+F4　关闭患者浏览器

Ctrl+P　曝光底片作业

Ctrl+S　保存（限于3D任务卡）

Ctrl+C　复制（仅限于Filming任务卡）

Ctrl+X　剪切（仅限于Filming任务卡）

Ctrl+V　粘贴（仅限于Filming任务卡）

Ctrl+I　光盘数据导入

Ctrl+L　打开本地作业状态对话框

Ctrl+N　打开网络作业状态对话框

Shift+左键　选择连续对象

Ctrl+左键　跳跃式选择对象

（3）光标键区　在患者浏览器或影像卡或拍片卡窗口中均可应用，如图4-5所示。

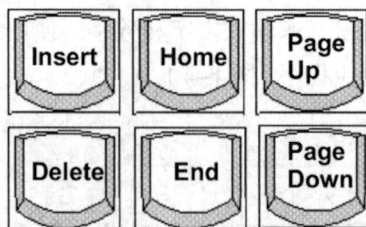

图 4-5　光标键区

Delete：删除对象，用于患者浏览器或拍片卡窗口中。

Home：翻至第一个对象（页）。

End：翻至最后一个对象（页）。

Page Up：向前翻页。

Page Down：向后翻页。

（4）符号键区（小键盘）功能提示　如图4-6所示。

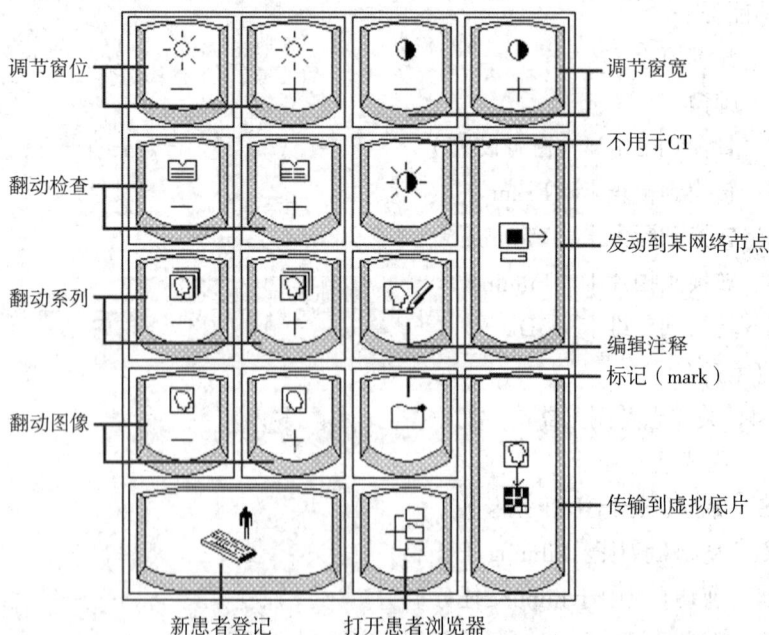

图 4-6　符号键区

三、系统信息

1. 控制盒按钮　如图4-7所示。

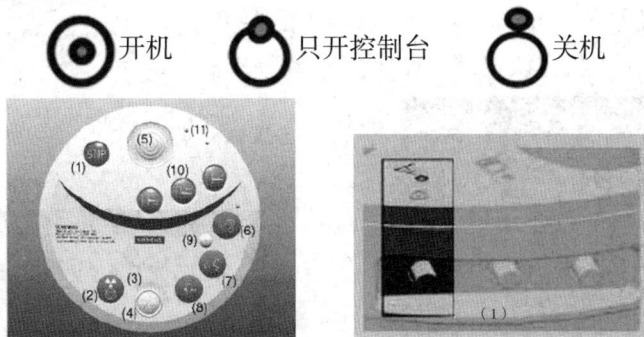

图4-7　控制盒按钮

（1）紧急停止；（2）扫描中止；（3）辐射指示；（4）启动曝光；（5）扬声器；（6）听患者声音；（7）对患者讲话；（8）移动床位及角度；（9）麦克风；（10）检查床控制；（11）电源控制；（12）调节窗宽；（13）调节窗位

2. 机架控制按钮　如图4-8所示。注意：每次只能按一个键执行运动控制。

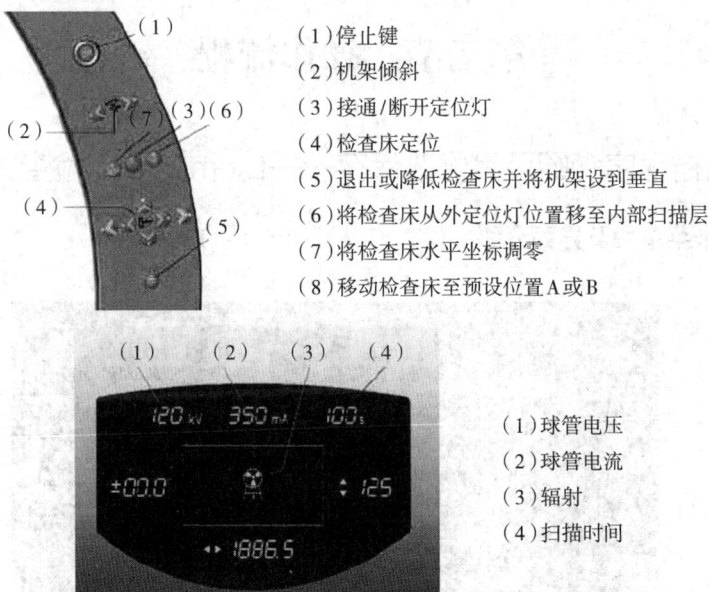

（1）停止键
（2）机架倾斜
（3）接通/断开定位灯
（4）检查床定位
（5）退出或降低检查床并将机架设到垂直
（6）将检查床从外定位灯位置移至内部扫描层
（7）将检查床水平坐标调零
（8）移动检查床至预设位置A或B

（1）球管电压
（2）球管电流
（3）辐射
（4）扫描时间

图4-8　机架控制按钮

3. 开关机步骤

（1）开机：Sensation系列　–> 开机

（2）在整个开机过程中，检查床上禁止摆放患者。

（3）在整个开机过程中，禁止按压机架面板控制按钮。

（4）开机后将会自动运行开机检查–>球管预热空气校准过程（Checkup）。按要求每天做Checkup（图4-9）。禁止在Checkup钮在灰色状态时点击取消钮（Cancel），即不要过早点击Cancel。否则将不能检查患者。

（5）关机：System –> End –> Shutdown，等屏幕信号消失后 –Sensation 系列：

🎛️ ⑧关机

工作站关机方法：Option–>End session（图4–10）。

（6）若夜间不关机建议定期将CT重新启动一次。

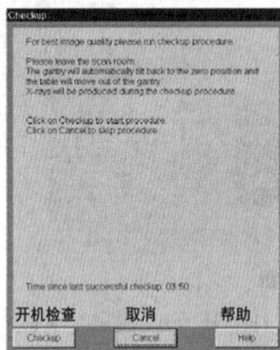

图 4-9　Checkup 弹窗

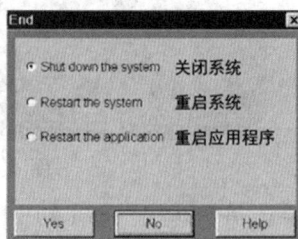

图 4-10　End 弹窗

第二节　操作流程

一、扫描程序介绍及其修改保存——Examination 检查

1. 检查卡菜单栏及界面介绍　检查卡界面如图4–11所示。

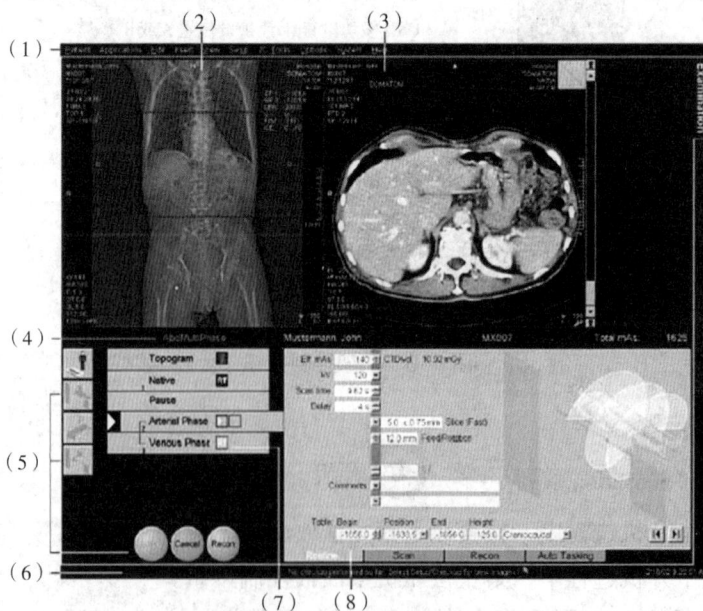

图 4-11　检查卡界面

（1）主菜单栏；（2）定位像格；（3）断层像格；（4）标题栏；
（5）控制检查按钮；（6）状态栏；（7）扫描次序表；（8）子任务卡

2. 患者登记

（1）首次登记　如图4-12所示。

方法1：按数字小键盘区的 ![按钮] （最快捷）。

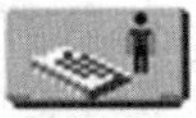

方法2：点击 ![图标] 登记图标（常用）。

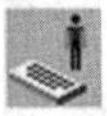

方法3：从菜单进入Patient-Register（极少用）。

注：名字内不能有特殊字符，如#＊/、等。

（2）复查

方法1：在患者浏览器中选中该患者再登记。

方法2：登记时点查找再选择该患者。

注：登记项目中黑体字部分的内容为必须输入项。

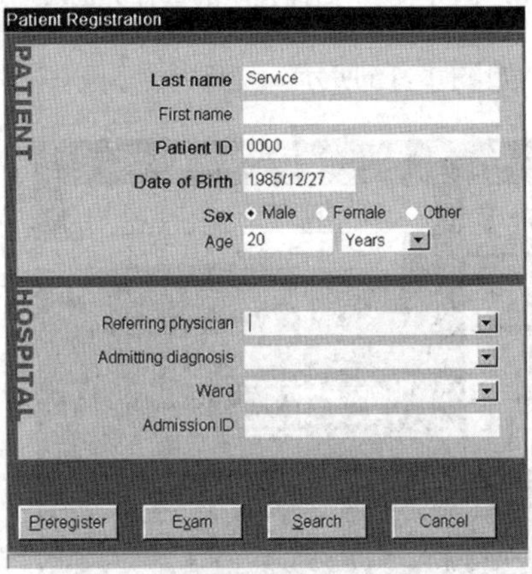

图4-12　患者登记界面

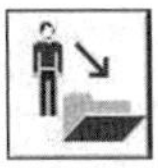

![图标] 输入完患者信息后点击登记界面的Exam按钮，选择需要的扫描程序后，患者体位将自动选择，点击OK->Load后，按提示操作，开始执行检查，检查完毕后关闭检查。

3. 扫描程序的选择　如图4-13、图4-14所示。

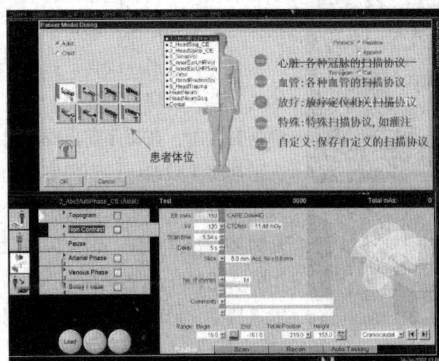

图4-13　扫描程序的选择界面1

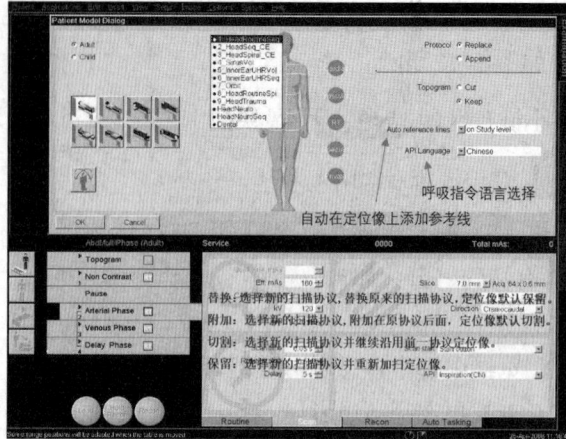

图 4-14　扫描程序的选择界面 2

4. 装载程序并扫描　如图 4-15 所示。

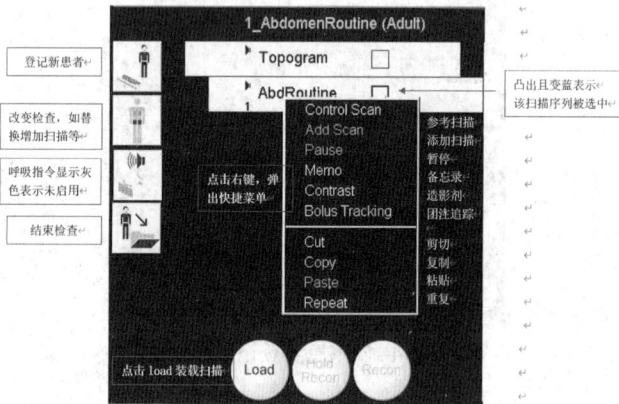

图 4-15　装载程序并扫描

右键快捷菜单的操作功能，如图 4-16 所示。使用中注意，先选择某一系列再点击右键，灰色按钮表示当前不可用。

参考扫描	Control Scan	单层扫描，作用：观察患者位置是否合适
添加扫描	Add Scan	扫描结束后如范围不够可添加，只能是序列断层方式
暂停	Pause	插入暂停，取消连续自动扫描
备忘录	Memo	插入注释，解释检查程序
造影剂	Contrast	增强时点击，在程序前出现注射器，图像上添加+C
团注追踪	Bolus Tracking	造影剂团注跟踪：达到阈值自动触发增强扫描
剪切	Cut	剪切并放置到粘贴板，利用paste可用于移动扫描程序
复制	Copy	复制某一扫描程序，结合paste使用
粘贴	Paste	粘贴功能Paste，在选择cut或copy后使用
重复	Repeat	重复扫描，也可修改扫描范围用于补充扫描

图 4-16　右键快捷菜单的操作功能

5. 定位像扫描参数 如图4-17所示。

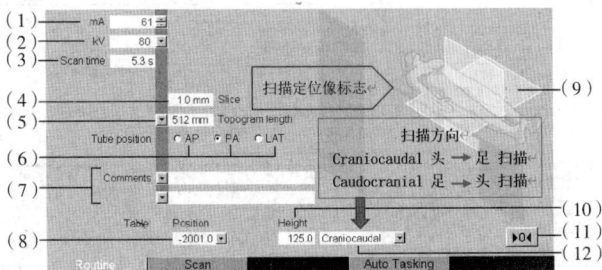

图4-17 定位像扫描参数

（1）球管电流；（2）球管电压；（3）扫描时间；（4）定位像采集准直；（5）定位像长度；
（6）球管位置：AP前后位 LAT侧位；（7）注释行；（8）水平床位；（9）定位像扫描患者模型；
（10）检查床高度；（11）调零按钮；（12）扫描方向

6. 序列扫描参数——常规卡（Routine） 如图4-18所示。

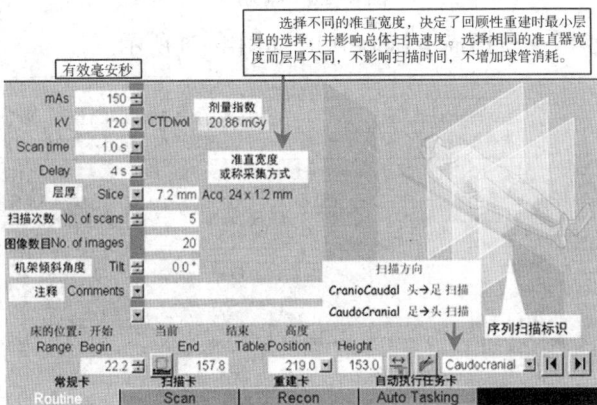

图4-18 常规卡

7. 序列扫描参数——扫描卡（Scan） 如图4-19所示。

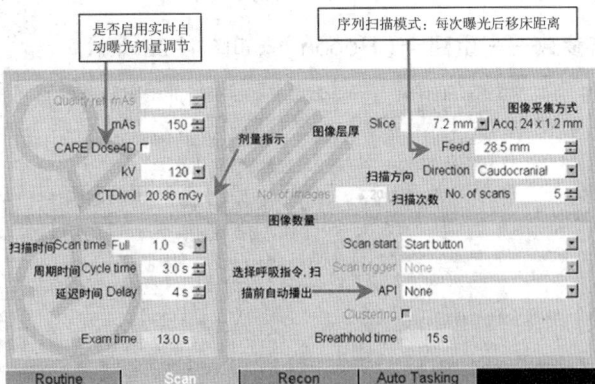

图4-19 扫描卡

8. 螺旋扫描参数——常规卡（Routine） 如图4-20所示。

扫描延迟时间：指按下曝光键后到发出X线的时间，由扫描类型、床位及是否有呼吸指令等共同决定。

选择不同的准直宽度，决定了回顾性重建时最小层厚的选择，并影响扫描速度。
选择相同的准直器宽度而层厚不同，不影响扫描时间，不增加球管消耗。
只要选择相同准直，直接选1mm扫描与先选10mm扫描后再重建为1mm，两者的扫描时间与图像质量均没有区别。

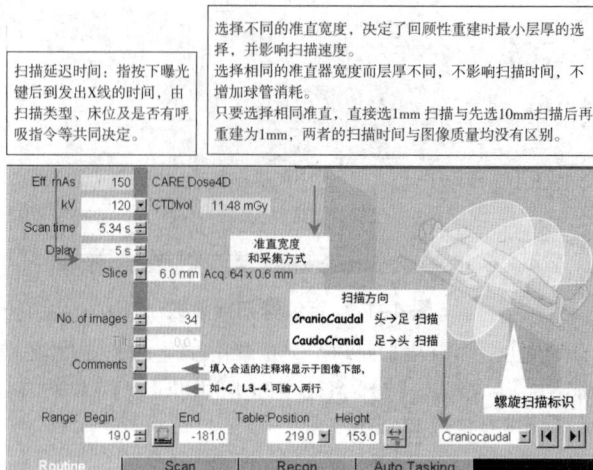

图 4-20 常规卡

9. 螺旋扫描参数——扫描卡（Scan） 如图4-21所示。

是否启用实时动态曝光剂量调节。

螺旋扫描模式：螺距越大扫描越快。
扫描速度与总准直宽度及螺距成正相关。
西门子采用专利重建技术，螺距任意可调。

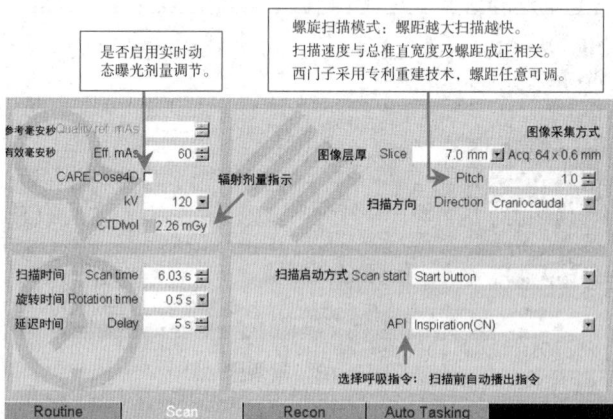

图 4-21 扫描卡

10. 螺旋扫描参数——重建卡（Recon） 如图4-22所示。

重建增量(recon increment)，或称重建间隔，指相邻两层图像间的间距。此处有别于序列扫描，为螺旋扫描特有。
三维重建时，如重建增量小于层厚，则相邻各图像间有重叠，这有助于减小部分容积效应并提高三维重建的图像质量。

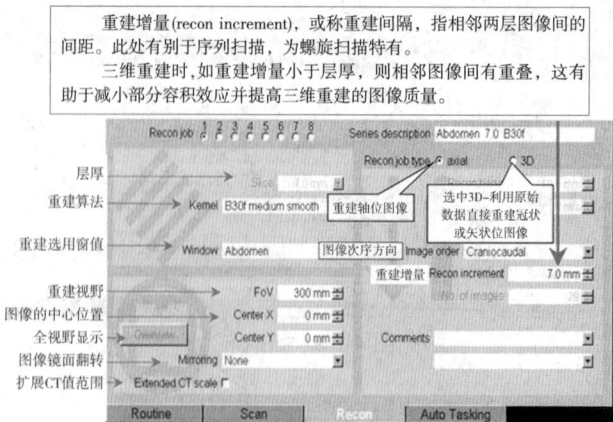

图 4-22 重建卡

11. 螺旋扫描参数——重建卡（Recon）-直接三维重建（3D Recon） 如图4-23所示。

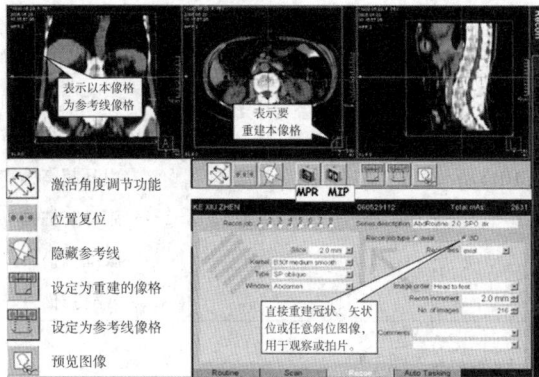

图4-23 重建卡

12. 扫描程序参数——自动执行任务卡（Auto Tasking） 如图4-24所示。

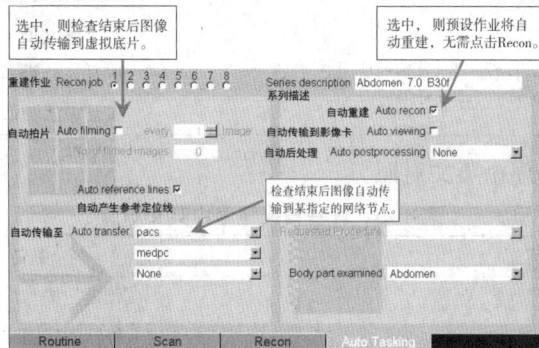

图4-24 自动执行任务卡

13. 扫描程序及命名规则

（1）扫描程序名称后缀及其含义 见表4-2。

表4-2 扫描程序名称后缀及其含义

Seq	序列	序列扫描或称断层扫描
Routine	常规	表示常规螺旋检查
Combi	组合	分别重建厚层和薄层图像
HR	高分辨	使用薄层小准直进行高分辨率检查
ECG	ECG	使用ECG门控或触发模式扫描
Neuro	神经	神经学检查模式
Vol	容积	使用三维重建工作流程（冠状或矢状位重建）
Fast	快速	使用大螺距进行快速采集
042s		使用的旋转时间为0.42秒
037s		使用的旋转时间为0.37秒
UHR	超高分辨率	使用窄准直薄层厚进行超高分辨率检查
100kV		使用的球管电压为100kV

注：除Seq、Control scan外，其余扫描均为螺旋扫描。具体扫描程序根据设备不同而可能有差异。可根据医院的工作流程，定义扫描程序的内容及排列次序，以便于工作。

（2）头部扫描程序中英文对照

表4-3　头部扫描程序中英文对照

英文	中文
Head Routine	头部螺旋扫描
Head Seq	头部序列扫描
Inner Ear UHR	内耳超高分辨率扫描
Inner Ear UHR Seq	内耳超高分辨率序列扫描
Sinus	副鼻窦扫描
Orbit	眼眶扫描
Dental	牙科扫描

（3）胸部扫描程序中英文对照

表4-4　胸部扫描程序中英文对照

英文	中文
Thorax Routine	胸部常规扫描
Thorax HR	胸部高分辨率螺旋扫描
Thorax Seq HR	胸部高分辨率序列扫描
Low Dose	螺旋模式肺低剂量扫描

（4）脊柱扫描程序中英文对照

表4-5　脊柱扫描程序中英文对照

英文	中文
C-Spine	颈椎扫描
Spine Routine	脊柱常规螺旋扫描
Spine Seq	脊柱序列扫描

（5）腹部扫描程序中英文对照

表4-6　腹部扫描程序中英文对照

英文	中文
Abdomen Routine	腹部常规扫描
Abd Multi Phases	腹部多期强化扫描
Abdomen Seq	腹部序列扫描
CT Colonography	CT结肠成像扫描

（6）盆腔扫描程序中英文对照

表4-7　盆腔扫描程序中英文对照

英文	中文
Pelvis	盆腔扫描
Hip	髋关节扫描
SI Joint	骶髂关节扫描

（7）特殊扫描程序中英文对照

表4-8　特殊扫描程序中英文对照

英文	中文
Poly Trauma	多发外伤扫描
Head Trauma	头外伤扫描
Biopsy	活检模式
Test Bolus	造影剂团注测试

（8）上肢扫描程序中英文对照

表4-9　上肢扫描程序中英文对照

英文	中文
Wrist UHR	腕关节超高分辨扫描
ExtrRoutine UHR	上肢常规高分辨扫描
Extremity	上肢常规扫描

（9）下肢扫描程序中英文对照

表4-10　下肢扫描程序中英文对照

英文	中文
Knee UHR	膝关节超高分辨扫描
Foot UHR	踝关节高分辨扫描
ExtrRoutine UHR	下肢高分辨扫描
Extremity	下肢常规扫描

（10）心脏扫描程序中英文对照

表4-11　心脏扫描程序中英文对照

英文	中文
CaScore033/037s	钙化评分扫描
CaScoreSeq	钙化评分序列扫描
CoronaryCTARoutine	常规冠状动脉CTA
CoronaryCTALowHeartRate	低心率冠状动脉CTA

（11）血管成像扫描程序中英文对照

表4-12　血管成像扫描程序中英文对照

英文	中文
HeadAngio	脑血管常规检查
CarotidAngio	颈动脉常规检查
ThorAngio	胸部常规血管造影
Embolism	肺栓塞扫描
BodyAngio	体部血管造影常规检查
RunOff	下肢全程血管造影

注：可根据自己医院的工作流程，定义扫描程序的内容及排列次序，以利于工作。

14. 扫描程序的修改和储存步骤

（1）登记患者，选择相应扫描模式。

（2）设置合适的扫描及重建参数、呼吸指令、预设窗值、自动参考线等。

（3）主菜单→Edit→Save Scan Protocol。

（4）保存时可修改扫描协议名称生成新的程序，或必要时覆盖原扫描程序。

（5）程序名以数字或字母命名，除下划线"＿"外不能存在任何其他特殊符号。

（6）点击Save（保存）（图4-25）。

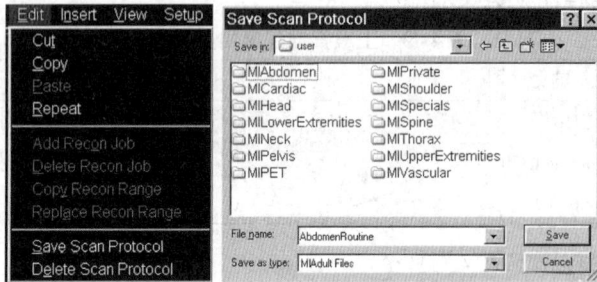

图 4-25　扫描程序的修改和储存步骤

注：删除不用的扫描程序 Delete Scan Protocol（小心使用）

二、患者浏览器——数据管理　Patient Browser

1. 患者浏览器菜单栏中英文对照　按键盘 快捷键打开患者浏览器，如图 4-26所示。

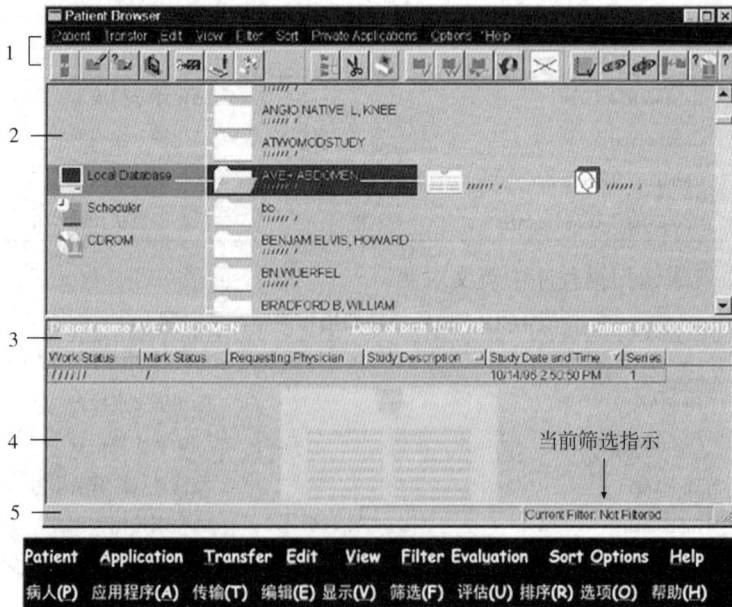

图 4-26　患者浏览器

1.主菜单及工具栏；2.导航区；3.信息区；4.内容区；5.状态栏

2. 患者浏览器工具栏快捷键说明 如图4-27所示。

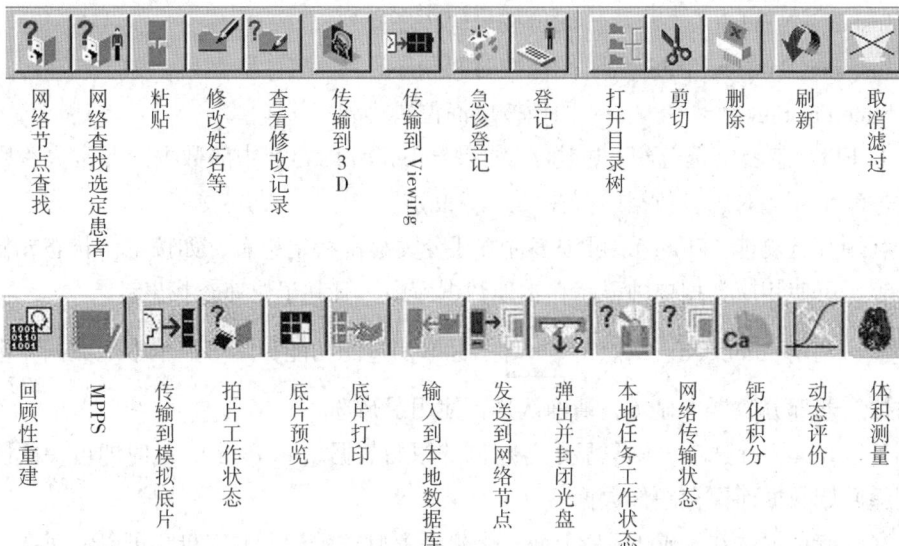

网络节点查找　网络查找选定患者　粘贴　修改姓名等　查看修改记录　传输到3D　传输到Viewing　急诊登记　登记　打开目录树　剪切　删除　刷新　取消滤过

回顾性重建　MPPS　传输到模拟底片　拍片工作状态　底片预览　底片打印　输入到本地数据库　发送到网络节点　弹出并封闭光盘　本地任务工作状态　网络传输状态　钙化积分　动态评价　体积测量

图 4-27　患者浏览器工具栏快捷键说明

3. Sort患者或图像的排序 如图4-48所示。

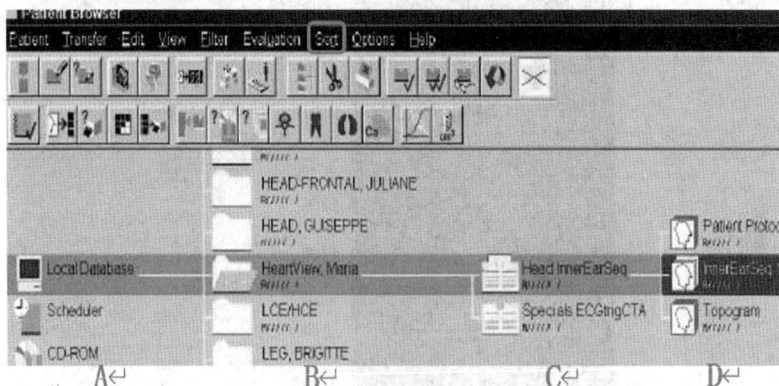

图 4-28　Sort 患者或图像的排序

深蓝色框选在A区
DB Date and Time　　　　按患者检查时间顺序排列
Patient Name　　　　　　病例按姓名字母顺序排列
深蓝色框选在 B 区
Date and Time　　　　　Study按时间顺序排列
Study Description　　　　Study按名称顺序排列
深蓝色框选在 C 区
Series Number　　　　　系列按系列号排列
Series Description　　　　系列按字母顺序排列
Series Date and Time　　 系列按时间顺序排列

> 建议：按每区第一栏加粗的方式排列，将获得最优排序方式、最佳工作环境。

深蓝色框选在D区

Instance Number   图像按号码顺序排列

Instance Date and Time   图像按时间顺序排列

Slice Position   图像按层面位置排列

4．Filter患者筛选分组（过滤） 如果导航区和内容区中的数据量非常大，则可通过过滤来简化对患者数据的查找（图4-29）。

利用筛选功能（Filter），可按多种方式分类显示特定患者，如按工作状态或检查部位等，可使相应数据单独显示在本地数据库中，有利于快速查找患者。

注：调用Filter>Off，或点击 ⊠ 图标取消过滤功能，则可显示本地数据库中所有数据。若部分数据未显示，请确认是否使用了筛选。

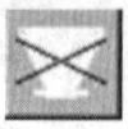

若以Raw为筛选项，则只显示各病例的原始数据（raw data），此时即可一次性批量删除原始数据而保存图像数据。

当深蓝色框选在A或B区最上面一个患者上时按键盘上的字母，可以快速选定患者名以其开始的病例，每按一次会向下一病例跳动，这有利于快速查找患者。

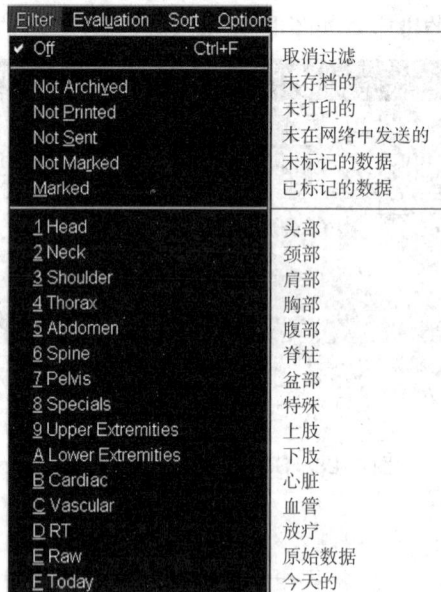

Filter	Evaluation	Sort	Options		
✔ Off		Ctrl+F		取消过滤	
Not Archived				未存档的	
Not Printed				未打印的	
Not Sent				未在网络中发送的	
Not Marked				未标记的数据	
Marked				已标记的数据	
1 Head				头部	
2 Neck				颈部	
3 Shoulder				肩部	
4 Thorax				胸部	
5 Abdomen				腹部	
6 Spine				脊柱	
7 Pelvis				盆部	
8 Specials				特殊	
9 Upper Extremities				上肢	
A Lower Extremities				下肢	
B Cardiac				心脏	
C Vascular				血管	
D RT				放疗	
E Raw				原始数据	
F Today				今天的	

图 4-29 Filter 患者筛选分组

三、图像浏览——Viewing 影像卡

1．Viewing菜单栏中英文对照 如图4-30所示。

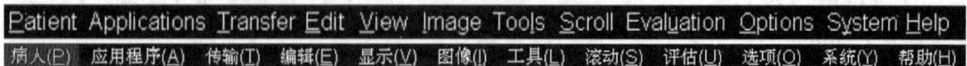

Patient	Applications	Transfer	Edit	View	Image	Tools	Scroll	Evaluation	Options	System	Help
病人(P)	应用程序(A)	传输(T)	编辑(E)	显示(V)	图像(I)	工具(L)	滚动(S)	评估(U)	选项(O)	系统(Y)	帮助(H)

图 4-30 Viewing 菜单栏中英文对照

在图像上点右键可调出快捷菜单，如图4-31所示。

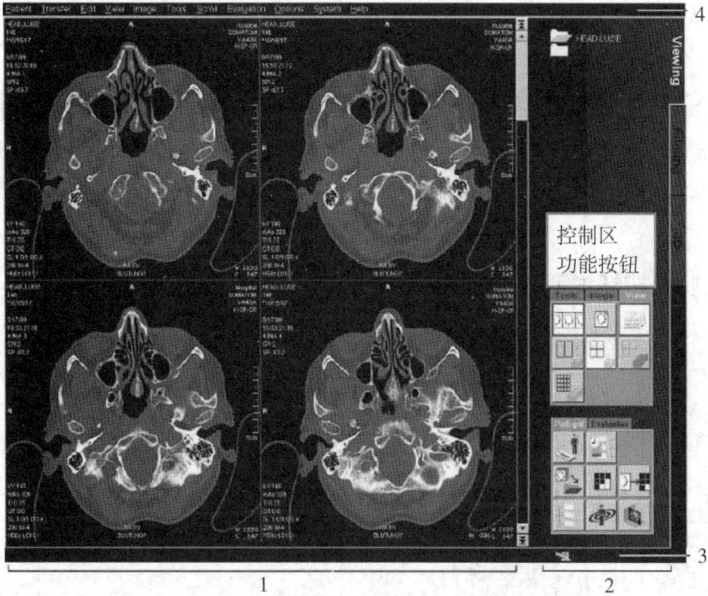

图 4-31　快捷菜单

1.图像区；2.控制区；3.系统信息状态栏；4.用于查看和处理图像的菜单栏

在图像上点右键可调出快捷菜单中英文对照，如图4-32所示。

Select Series	选择系列
Select OnSucceeding	后续全选
Select Marked	选择已标记
Select Unmarked	选择未标记
Copy	复制
Mark	标记
Clear Document(s)	清除文件
Home Window	原始窗值
Fit To Segment	与像格大小一致
Home Zoom/Pan	缩放/移动初始值
Save Window Values	保存窗值
Edit Comment	编辑注释

图 4-32　快捷菜单的中英文对照

使用中应注意以下几项。

（1）所有操作均要事先正确选择操作对象，比如：窗值调整、测CT值、拍片；换底片格式、保存、Copy、Cut等；要注意选择的是一幅图像、是一个系列还是多个系列。

（2）被选定的图像会以深蓝色边框显示。

（3）在Viewing界面图像上点右键可以调出右侧菜单。

（4）图像默认均无标记，所以选择未标记可以将所有当前Viewing卡里的图像全部选中。

（5）旋转图像：（患者体位有角度偏转）。Viewing界面：选中单或多幅图像→菜单Image→Rotate→输入旋转的角度（正值：顺时针；负值：逆时针）→OK。

（6）图像储存（Save As）：选择所需图像→菜单Patient→Save As→new Series（图像储存为一新系列）。

2. 控制区功能按钮说明　如图4-33所示。

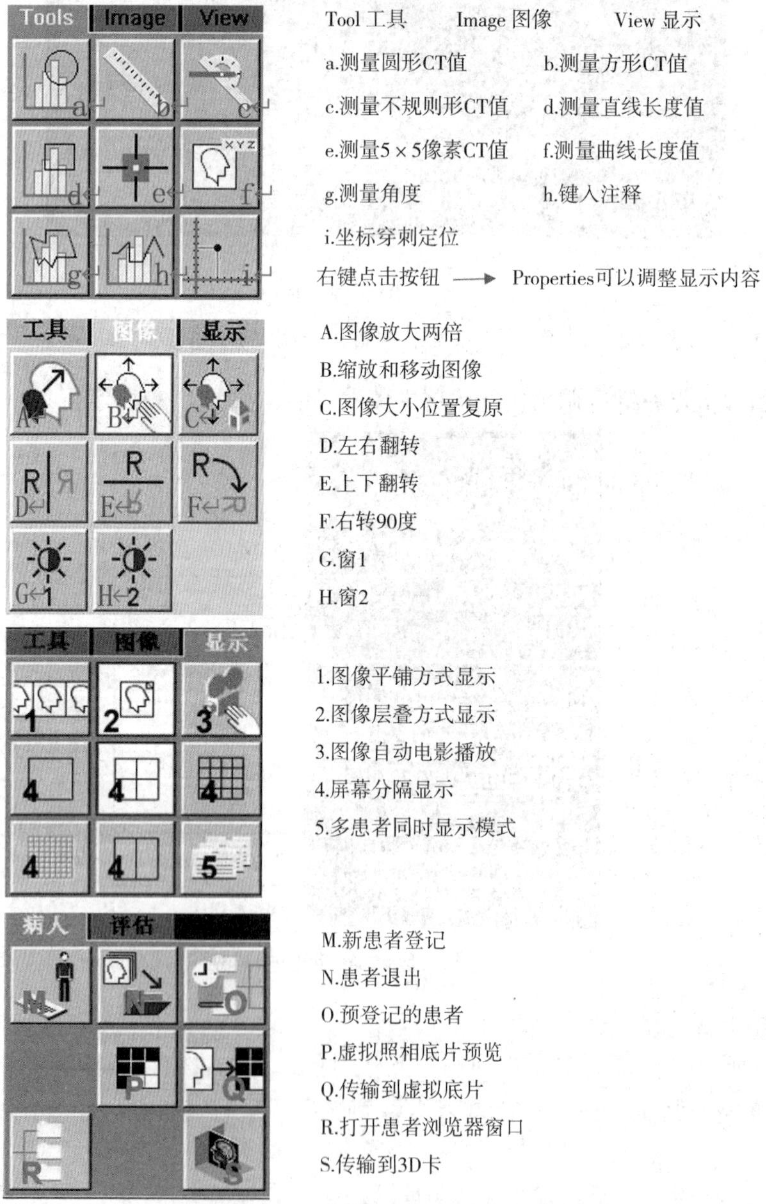
Tools
Image
View
Tool 工具
Image 图像
View 显示
a.测量圆形CT值
b.测量方形CT值
c.测量不规则形CT值
d.测量直线长度值
e.测量5×5像素CT值
f.测量曲线长度值
g.测量角度
h.键入注释
i.坐标穿刺定位
右键点击按钮 → Properties可以调整显示内容
工具
图像
显示
A.图像放大两倍
B.缩放和移动图像
C.图像大小位置复原
D.左右翻转
E.上下翻转
F.右转90度
G.窗1
H.窗2
1.图像平铺方式显示
2.图像层叠方式显示
3.图像自动电影播放
4.屏幕分隔显示
5.多患者同时显示模式
病人
评估
M.新患者登记
N.患者退出
O.预登记的患者
P.虚拟照相底片预览
Q.传输到虚拟底片
R.打开患者浏览器窗口
S.传输到3D卡

图4-33　控制区功能按钮说明

3.各部位预设窗值与客户设置　　随机均附带预设窗值，根据需要可以添加及修改，更改后的窗值在以后扫描中生效。表4-13中为预设值解剖部位的中英文对照。

表4-13　解剖部位的中英文对照

英文	中文	英文	中文	英文	中文
abdomen	腹部	baby abdomen	小儿腹部	baby brain	小儿头
baby extremity	小儿四肢	baby lung	小儿肺	baby neck	小儿颈部
baby spine	小儿脊柱	base orbita	颅底眼眶	CT angio	CT血管造影
dental	齿科	extremity	四肢	inner ear	内耳
larynx	喉	liver	肝脏	mediastinum	纵隔
psteo	骨窗	pelvis	盆腔	shoulder	肩膀
sinus	副鼻窦	spine	脊柱	topogram baby	体部定位像
topogram head	头部定位像				

预设窗值修改方法（图4-34）：主菜单Option（选项）→Configuration（配置）→双击影像卡（Viewer）→Evaluation General（图4-35）→Default window→选择部位：head，lung等→输入合适的窗宽窗位→OK

注：只有对屏幕上的图像效果不满意才需要修改窗值，若屏幕效果满意而照片不满意（如对比度、亮度），需要请工程师调节激光相机。

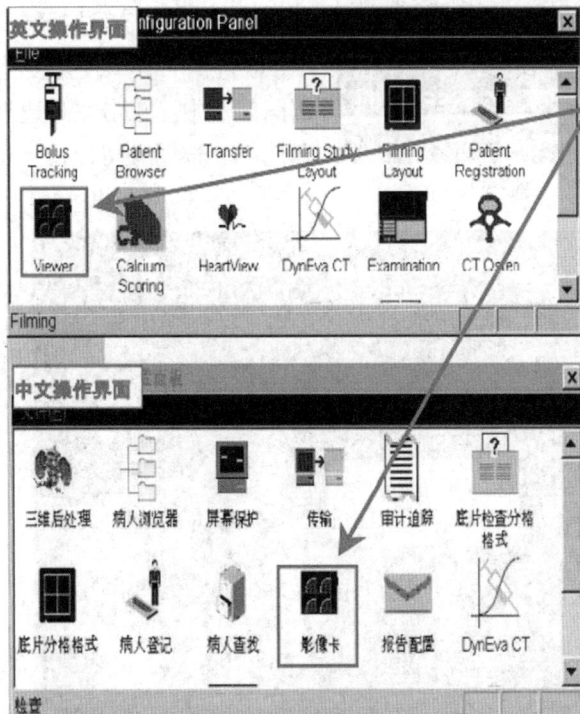

图4-34　修改窗值界面

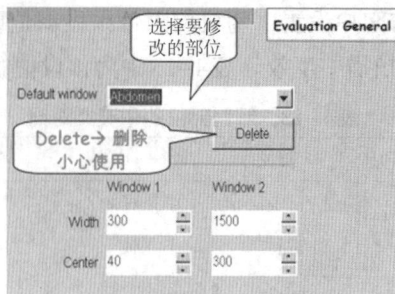

图 4-35　Evaluation General 界面

四、拍片　Filming（拍片卡）

1. 菜单栏中英文对照　如图 4-36 所示。

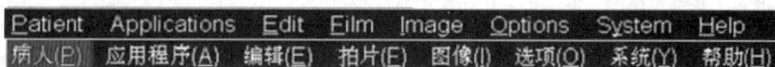

图 4-36　菜单栏中英文对照

图 4-37　快捷菜单

在图像上点击右键，可以调出快捷菜单，如图 4-37 所示。

2. 控制区功能按钮说明　在调整拍片格式前一定要正确选择需要调整的图像。选中 1 区病例名称，使之变蓝可以将该病例全部图像选中。点击底片边框可以将当前页全部选中。选属性可以调出更多底片格式（图 4-38、4-39 和 4-40）。

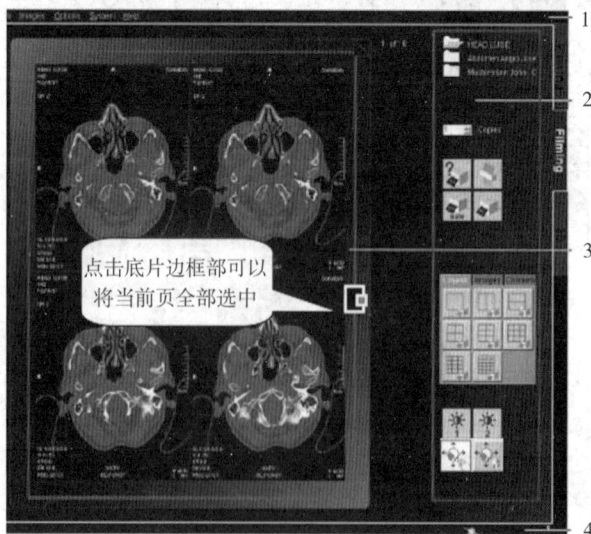

图 4-38　控制区按钮 1

1.带有拍片专用菜单输入项的菜单栏；2.便于调用处理功能的控制区；

3.底片显示区（虚拟底片）；4.系统信息状态栏

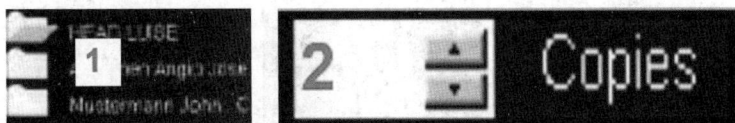

图 4-39 控制区按钮 2

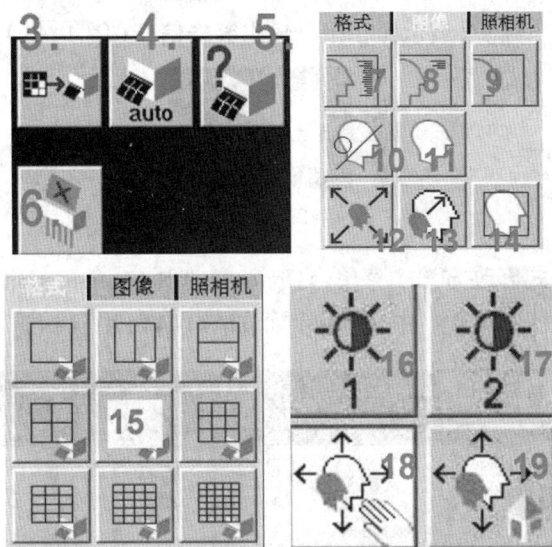

图 4-40 控制区按钮 3

Layout格式　　Image图像　　Printer照相机

1.显示当前的病例名称；2.胶片拷贝数量；3.打印胶片；4.自动照相（使用需谨慎）；5.照相机工作记录；6.删除选择图像；7.图像上显示所有文本信息；8.图像上显示用户选定文本信息；9.图像上无文本信息；10.显示图像外图形；11.隐去图像外信息；12.与像格比例一致；13.图像原始解剖大小；14.剪裁文件：短边充满像格；15.胶片格式；16.窗1；17.窗2；18.激活移动及缩放功能；19.大小及位置复原

3. 状态栏显示拍片曝光状态　在底片曝光中，图标被显示在状态栏上，这些图标提示曝光过程是否正常。

（1）运行中的照相机　只要照相机正在工作，即底片正在曝光，照相机图标就被显示在状态栏上（图4-41）。

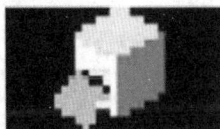

图 4-41 运行中的照相机

（2）底片曝光中断　如果在底片曝光中出错，则状态栏上的照相机图标被勾销（图4-42）。可单机该照相机图标，以便打开Film Job Status对话框。在此可以查看故障原因。

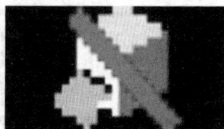

图 4-42　底片曝光中断

（3）警告信息　该符号表示照相机已输出警告信息（图4-43）。

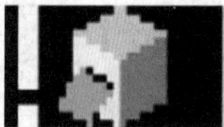

图 4-43　警告信息

4. 默认底片格式修改方法　菜单→Option→选择Configuration→双击底片分格格式（Film Layout）图标，英文、中文操作界面如图4-44和图4-45。

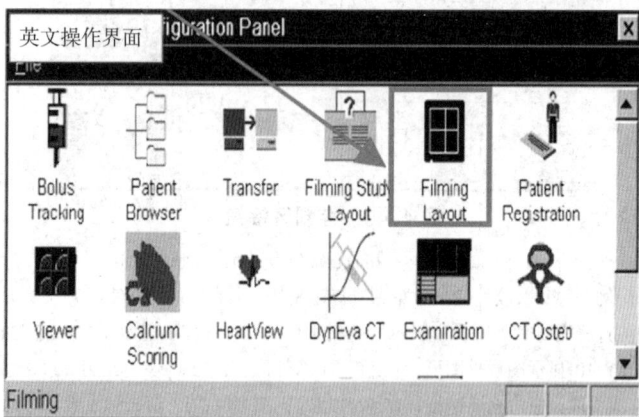

图 4-44　英文操作界面

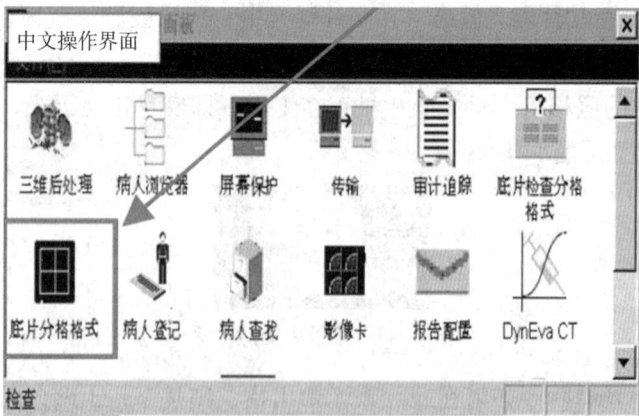

图 4-45　中文操作界面

（1）底片分格格式—对话框内容：拍片任务（Film task），如图4-46所示。

如果想把不同患者的图像拍在同一张底片上，有以下两种方法，常用第一种方法。

①从患者浏览器内将不同患者的图像数据直接拖到底片合适的位置。这样就可以在底片上放不同患者的图像，即使在New film job by patient处打√，底片也不会自动曝光。

②在New film job by patient处取消打√，同时将底片分格格式设置为尽可能的大，如8×10，做到一张底片就能同时容纳两个患者的图像，否则当图像排满一张底片后就会自动曝光照片了。

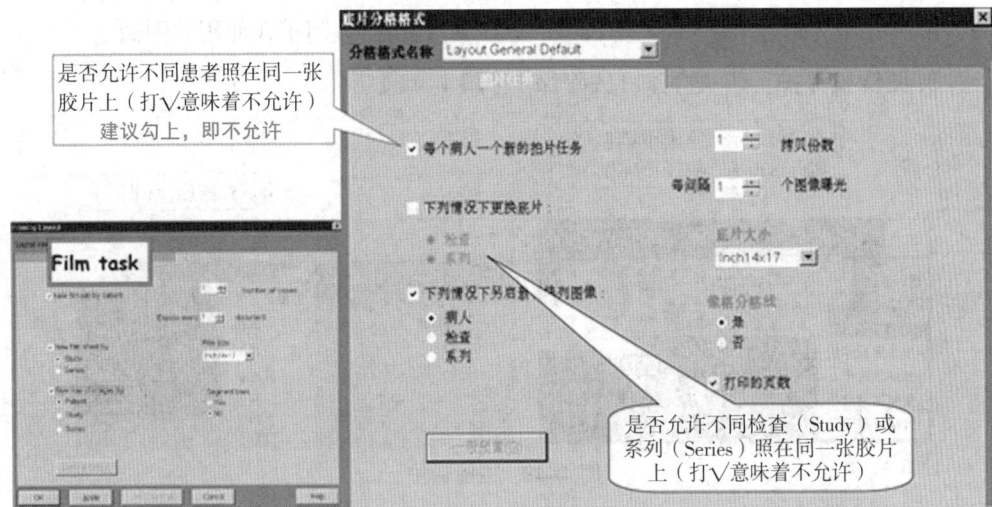

图4-46　拍片任务

（2）底片分格格式—对话框内容：系列（Series），如图4-47所示。

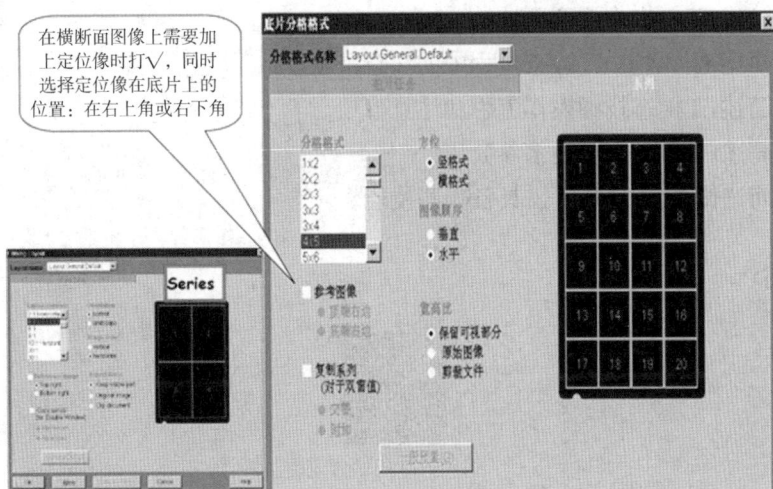

图4-47　系列

五、删除图像失败原因及对策

1. 存在未完成的重建任务　在重建界面中会看到空白的小方框。

解决办法：通过 进入重建界面，删除或重建完未完成的重建作业。

2. 图像数据正被使用　如正在 3D、Inspace 后处理、View 卡正在观察或 Recon 重建等。

解决办法：通过 或菜单 Patient→Close Patient 关闭正在使用的图像。

3. 图像被保护　解决办法：去除保护（图 4-48）。

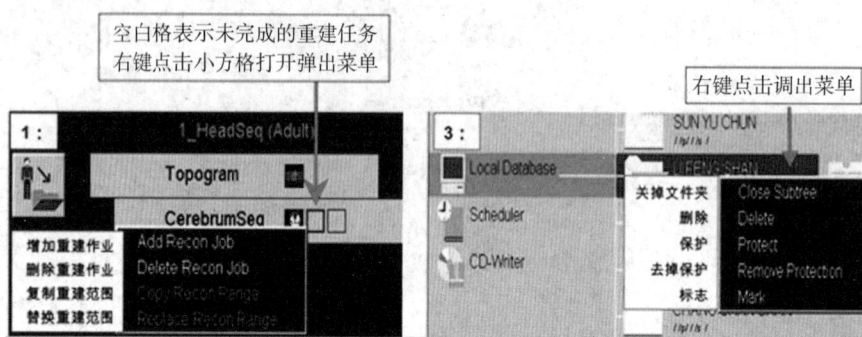

图 4-48　去除保护

简 答 题

1. 请简述 CT 机操作注意事项。

2. 请简述被检者在 CT 检查过程中的注意事项。

3. 请简述 CT 检查技师操作流程和注意事项。

4. 请简述 CT 检查主要技术参数。

5. 请简述优秀的 CT 技师需具备哪些技能。

参考答案

书网融合……

小结

第五章　CT 检查技术临床应用

第一节　颅脑 CT 检查技术

一、颅脑

（一）常规检查

1. **扫描前准备**　去除被检者扫描区域表面（头颅表面）所有金属等异物。
2. **扫描体位**　患者仰卧于检查床上，头置于头架中，下颌内收，头颅左右对称。
3. **扫描范围**　从基线向上扫描至颅顶。（图5-1）

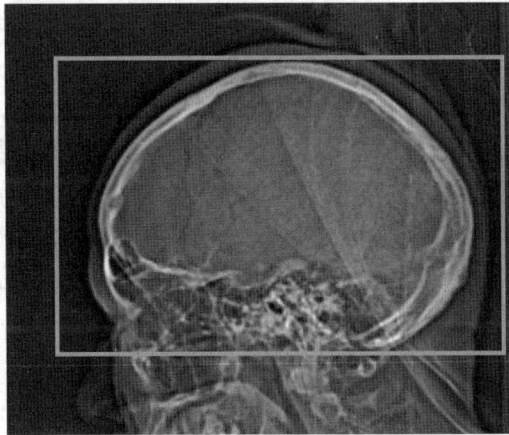

图 5-1　颅脑扫描范围

4. **扫描基线**　多选用听眦线（即眼外眦与同侧外耳孔的连线）。
5. **扫描条件**　120～130kV；190～430mAs。

　　　　　　　未成年人：100～120kV。

　　　　　　　0～1岁：105～135mAs。

　　　　　　　1～2岁：130～170mAs。

　　　　　　　2～6岁：175～225mAs。

　　　　　　　6～16岁：220～285mAs。

　　　　　　　16岁以上：280～360mAs。

6. 扫描方式　横轴位非螺旋连续扫描,急诊或被检者躁动,建议螺旋扫描缩短扫描时间减少运动伪影。

7. 扫描层厚和间距　层厚:4~6mm;层间距:4~6mm;术前定位扫描层厚≤3mm,层间距≤3mm。

8. 重建算法　脑窗算法,如需观察颅骨情况,需进行骨重建算法,图像后处理所用横断面图像层厚≤2mm,重建间隔为层厚的50%。

9. 照片要求　脑窗(如有需要包括骨窗),需包含定位像。

(二)增强扫描

1. 需要做增强扫描时,检查前禁食4小时,不需禁水,签署知情同意书。

2. 建议用高压注射器经上肢静脉注射含碘对比剂,注射流率2.5~3ml/s,总量50ml,注射完成后启动扫描。

3. 扫描条件和参数同平扫。

4. 检查结束后,观察30分钟,患者无不适方可离开,若病情允许,嘱患者多饮水,以利于对比剂排泄。

(三)颅脑CT血管成像

1. 扫描前准备　去除被检者扫描区域表面(头颅表面)所有金属等异物,检查前禁食4小时,不需禁水,需签署知情同意书。

2. 对比剂应用　建议用高压注射器经上肢注射含碘对比剂,后续注射20~50ml生理盐水。注射流率4~7ml/s,对比剂总量30~100ml,注射开始后,在受检者靶血管(一般监测颈内动脉)强化达到相应阈值时开始扫描。CT静脉成像在颅脑动脉成像扫描完成后10~15秒开始颅脑血管静脉成像扫描,或者监测颈静脉CT值达到相关阈值时开始CT静脉成像扫描,或者注射对比剂后延迟30秒扫描;如需要观察脑血流灌注情况,则行颅脑血流灌注检查。

3. 扫描体位　患者仰卧于检查床上,头置于头架中,下颌内收,头颅左右对称。

4. 扫描范围　从基线向上扫描至颅顶。

5. 扫描基线　多选用听眦线(即眼外眦与同侧外耳孔的连线)。

6. 扫描方式　螺旋扫描方式,螺距≤1.0,或横轴位非螺旋扫描。

7. 图像后处理所用横断面图像层厚　≤2mm。

8. 重建间隔　50%。

9. 重建算法　软组织算法。

10. 图像后处理　层厚≤2mm观察动脉横断面,进行三维重建,血管容积再现、最大密度投影观察动脉全长。

11. 照片要求　横断面层厚5mm摄片,容积再现、最大密度投影,其中容积再现像需多角度旋转。

12. 检查结束后　观察30分钟,患者无不适方可离开,若病情允许,嘱患者多饮水,以利于对比剂排泄。

（四）颅脑血流灌注检查

1. **扫描前准备** 去除被检者扫描区域表面（头颅表面）所有金属等异物，检查前禁食4小时，不需禁水，需签署知情同意书。

2. **对比剂应用** 用高压注射器经上肢注射含碘对比剂，及后续注入20～50ml生理盐水。注射流率4～7ml/s、对比剂总量4～70ml，注射开始后5秒开始对感兴趣层面进行40～90秒、1次/秒至2～3次/秒连续扫描。检查结束后观察30分钟，患者无不适方可离开，若病情允许，嘱患者多饮水，以利于对比剂排泄。

3. **扫描体位** 患者仰卧于检查床上，头置于头架中，下颌内收，头颅左右对称。

4. **扫描范围** 在CT平扫基础上，选择数层感兴趣层面或全脑。

5. **扫描基线** 多选用听眦线（即眼外眦与同侧外耳孔的连线）。

6. **扫描方式** 螺旋扫描方式，螺距≤1.0，或横轴位非螺旋扫描。

7. **图像后处理所用横断面图像层厚** 5～10mm。

8. **重建算法** 软组织算法。

9. **图像后处理** 使用灌注专用后处理软件，得到感兴趣区脑血流量、脑血容量、平均通过时间、达峰时间灌注图像。

10. **照片要求** 横断面层厚5～10mm摄片。

（五）鞍区薄扫、重建

1. **扫描前准备** 去除被检者扫描区域表面（头颅表面）所有金属等异物。

2. **需要做增强扫描时** 检查前禁食4小时，不需禁水，签署知情同意书。建议用高压注射器经上肢静脉注射含碘对比剂，注射流率2.5～3ml/s，总量50ml，注射完成后启动扫描。

3. **扫描体位** 患者仰卧于检查床上，头置于头架中，下颌内收，头颅左右对称。

4. **扫描范围** 基线向上，包全鞍区及相应病变范围。（图5-2）

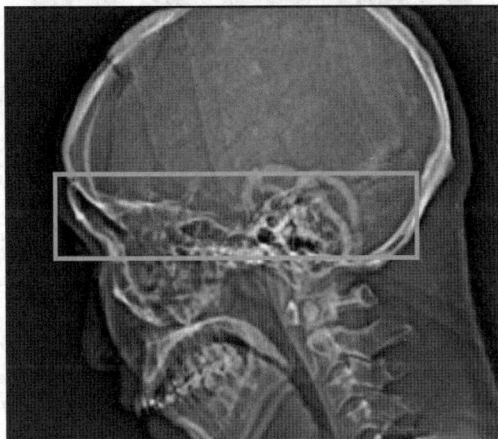

图5-2 鞍区扫描范围

5. **扫描基线** 多用听眉线（即眉毛上缘中点与同侧外耳孔的连线）。

6. **扫描方式** 螺旋扫描方式，螺距≤1.0，或横轴位非螺旋扫描。

7. **图像后处理所用横断面图像层厚** ≤2mm。

8. **重建间隔** 50%。

9. **重建算法** 骨算法和软组织算法。

10. **图像后处理** 横断面多平面重组层厚≤5mm，软组织窗及骨窗冠状面及矢状面多平面重组层厚≤2mm。

11. **照片要求** 骨窗和软组织窗轴位、冠状位、矢状位相，需包含定位像及定位线。

12. **检查结束后** 观察30分钟，患者无不适方可离开，若病情允许，嘱患者多饮水，以利于对比剂排泄。

第二节　头颈部 CT 检查技术

一、眼眶

（一）常规平扫

1. **扫描前准备** 去除被检者扫描区域体表所有金属等异物。

2. **扫描体位** 仰卧位，机架激光定位灯水平线对准外耳孔。嘱受检者稍仰头、闭目，保持眼球静止状态，使定位灯垂直线平行于听眶下线。

3. **扫描范围** 包括全部眼眶。（图5-3）

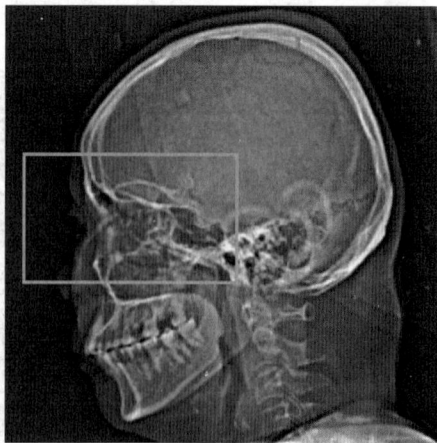

图 5-3　眼眶扫描范围

4. **扫描基线** 侧位定位像，以外耳孔为定位像扫描定位点。扫描基线为听眶下线（即眼眶下缘与同侧外耳孔的连线）。

5. **扫描方式**　螺旋扫描。针对非外伤性病变，宽体探测器准直宽度能覆盖扫描范围且图像质量满足需求时可使用轴扫模式。

6. **扫描条件**　管电压100～120kV；有效管电流量180～250mAs/层（儿童150mAs/层）；准直器宽度10～40mm；螺距0.4～0.6；矩阵至少512×512；FOV 150～200mm。

7. **重建层厚**　0.6～0.7mm（允许的最薄层厚）。骨算法重建图像的层间距为层厚的50%，软组织算法重建图像的层间距为层厚的50%～80%。

8. **重建算法**　骨算法，软组织算法；推荐使用迭代重建算法。

9. **重组方法**　横断面重组基线平行于听眶下线，范围自眶上缘至眶下缘；冠状面重组基线垂直于硬腭，范围自眶前缘至前床突；必要时平行于视神经行双眼眶的斜矢状面重组，范围自眶内壁到眶外壁；层厚2.0～4.0mm；层间距2.0～4.0mm。外伤或骨性病变以骨算法图像为主，其他病变以软组织算法图像为主。根据临床需要行三维图像重组和后处理，包括最大强度投影（最大密度投影）等。

10. **窗技术**　骨窗（W 4000HU，C 700HU）；软组织窗（W 350HU，C 40HU）。

（二）增强扫描

1. 检查前至少禁食4小时，不需禁水，签署知情同意书。

2. 增强扫描在平扫后进行。对比剂注射方法采用静脉内团注法。

3. 对比剂注射总量：按每千克体重300～450mg碘计算，补充盐水量15～20ml。

4. 对比剂注射流率：2.5～3.5ml/s。

5. 注射对比剂后开始扫描时间：注射开始后延迟50～60秒扫描。如有特殊情况，酌情处理。

6. 图像重建：软组织算法。

7. 重组方法：同常规平扫。

8. 检查结束后，观察30分钟，受检者无不适方可离开，若病情允许，嘱受检者多饮水。

二、视神经管

（一）常规平扫

1. **扫描前准备**　去除被检者扫描区域体表所有金属等异物。

2. **扫描体位**　仰卧位，机架激光定位灯水平线对准外耳孔。嘱受检者稍仰头、闭目，保持眼球静止状态，使定位灯垂直线平行于听眶下线。

3. **扫描范围**　以视神经管为中心上下各1cm。（图5-4）

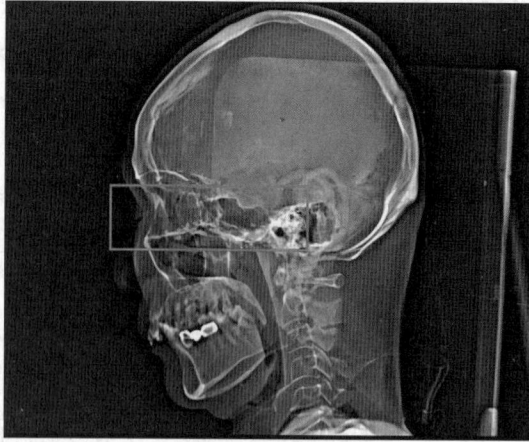

图 5-4 视神经管扫描范围

4. 扫描基线 侧位定位像，以外耳孔为定位像扫描定位点。扫描基线平行于后床突至鼻骨尖的连线。

5. 扫描方式 螺旋扫描。

6. 扫描条件 管电压 100~120kV；有效管电流量 180~250mAs/层（儿童140mAs/层）；准直器宽度 10~40mm；螺距 0.4~0.6；矩阵至少 512×512；FOV 150~200mm。

7. 重建层厚 0.6~0.7mm（允许的最薄层厚）；层间距为层厚的 50%（重叠50%重建）。

8. 重建算法 骨算法；推荐使用迭代重建算法。

9. 重组方法 横断面重组基线平行于后床突至鼻骨尖的连线，范围包括视神经管上下壁；冠状面重组基线垂直于硬腭，范围自眶尖至前床突；必要时重组斜矢状位，在横断面上平行于同侧视神经管，范围包括视神经管内外侧壁；层厚1mm；层间距≤1mm；根据临床需要行三维图像重组和后处理，包括最大强度投影（最大密度投影）等。

10. 窗技术 骨窗（W 4000HU，C 700HU）。

三、耳部

（一）常规平扫

1. 扫描前准备 去除被检者扫描区域体表所有金属等异物。

2. 扫描体位 仰卧位，嘱受检者稍仰头，使定位灯垂直线平行于听鼻线（外耳孔与同侧鼻翼连线）。

3. 扫描范围 岩锥上缘（眼眶下缘）至乳突尖。（图 5-5）

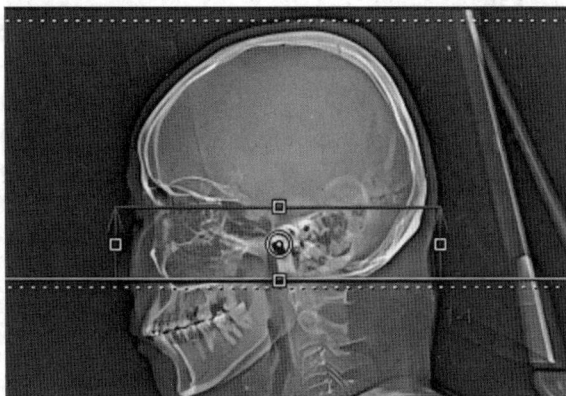

图 5-5 耳部扫描范围

4. 扫描基线 侧位定位像，以外耳孔为定位像扫描定位点。扫描基线为听眦线或听鼻线。

5. 扫描方式 螺旋扫描。

6. 扫描条件 管电压140kV；有效管电流量120~180mAs/层（儿童120kV、240mAs/层）；准直宽度10~40mm，螺距0.4~0.6；矩阵至少512×512；FOV 150~200mm；不推荐使用宽体探测器轴扫模式。

7. 重建层厚 0.6~0.7mm（允许的最薄层厚）；层间距为层厚的50%。

8. 重建算法 骨算法；推荐使用迭代重建算法。

9. 重组方法 横断面重组基线平行于水平半规管，范围自岩骨上缘至外耳道下缘；冠状面重组基线垂直于水平半规管，范围自面神经膝部至后半规管后缘；必要时重组斜矢状位，在横断面上平行于同侧面神经管鼓室段，范围包括内听道和听小骨；层厚1mm；层间距≤1mm。肿瘤或占位性病变增加显示病变较好断面（横断面或冠状面）软组织窗图像重组，层厚2~4mm，层间距2~4mm；根据临床需要进行三维图像重组和后处理，包括最大密度投影等。

10. 窗技术 骨窗（W 4000HU，C 700HU），软组织窗（W 600HU，C 100HU）。

（二）增强扫描

1. 扫描前至少禁食4小时，不需禁水，签署知情同意书。

2. 增强扫描在平扫后进行。对比剂注射方法采用静脉内团注法。

3. 对比剂注射总量：按每千克体重300~450mg碘计算；补充盐水量15~20ml。

4. 对比剂注射流率：2.5~3.5ml/s。

5. 注射对比剂后开始扫描时间：注射开始后延迟50~60秒开始扫描。如有特殊情况，酌情处理。

6. 图像重建：软组织算法。

7. 重组方法：同常规平扫。

8. 检查结束后，观察30分钟，受检者无不适方可离开，若病情允许，嘱受检者多饮水。

（三）搏动性耳鸣双期增强CT扫描

1. 扫描前准备　扫描前至少禁食4小时，不需禁水，签署知情同意书；去除被检者扫描区域体表所有金属等异物。

2. 扫描体位　仰卧位，机架激光定位灯水平线对准外耳孔。嘱受检者稍仰头，使定位灯垂直线平行于听眦线。

3. 扫描范围　自枢椎至Willis环。（图5-6）

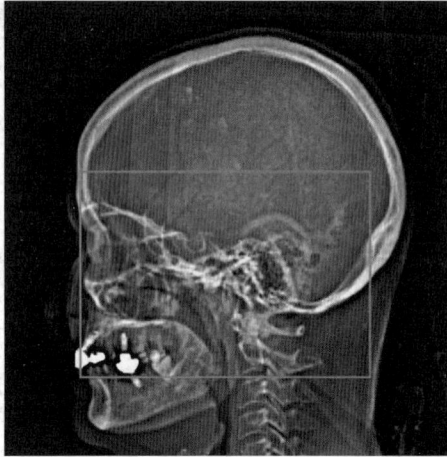

图5-6　搏动性耳鸣扫描范围

4. 扫描基线　侧位定位像，以外耳孔为定位像扫描定位点。扫描基线为听眦线。

5. 扫描方式　螺旋扫描。

6. 扫描条件　动脉期管电压100～120kV，静脉期140kV；有效管电流量120～250mAs/层（儿童140mAs/层）；准直宽度40mm；动脉期螺距0.8～1.1，静脉期螺距0.5～0.7；矩阵至少512×512；FOV 180～200mm。

7. 对比剂注射总量　对比剂碘浓度350mg/ml或370mg/ml，用量1.0～1.5ml/kg，补注盐水量：15～20ml。

8. 对比剂注射流率　注射流率4.5～5.0ml/s。

9. 注射对比剂后开始扫描时间　主动脉弓水平设兴趣区自动触发扫描，触发阈值120～150HU，自颅底向颅顶方向扫描；静脉期在自动触发后16～18秒自颅顶向颅底方向扫描。

10. 重建层厚　0.6～0.7mm（允许的最薄层厚）；骨算法重建图像的层间距为层厚的50%（重叠50%重建），软组织算法重建图像的层间距为层厚的50%～80%。

11. 重建算法　动脉期行横断面软组织算法重建，静脉期分别行横断面软组织算法及骨算法重建。

12. 重组方法　重组基线同常规平扫。重组出软组织算法横断面图像层厚/间距

4.0mm/4.0mm，骨算法横断面、冠状面图像层厚/间距分别1.0mm/1.0mm；根据临床需要进行三维图像重组和后处理，包括最大密度投影等。

13. 窗技术 软组织窗（W 600HU，C 100HU）；骨窗（W 4000HU，C 700HU）。

14. 检查结束后 观察30分钟，受检者无不适方可离开，若病情允许，嘱受检者多饮水。

四、鼻部

（一）鼻骨常规平扫

1. 扫描前准备 去除被检者扫描区域体表所有金属等异物。

2. 扫描体位 仰卧位，机架激光定位灯水平线对准外耳孔。嘱受检者稍仰头、闭目，保持眼球静止状态，使定位灯垂直线平行于听眶下线。

3. 扫描范围 鼻根至鼻尖。（图5-7）

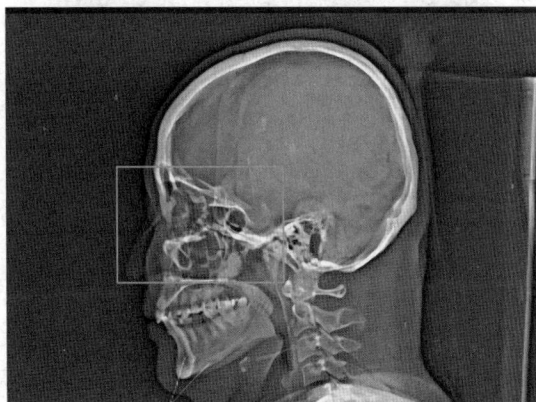

图5-7　鼻骨扫描范围

4. 扫描基线 侧位定位像，以外耳孔为定位像扫描定位点。嘱受检者稍仰头，使定位灯垂直线平行于听眶下线。

5. 扫描方式 螺旋扫描。

6. 扫描条件 管电压100~12kV；有效管电流量180~250mAs/层（儿童140mAs/层）；准直器宽度10~40mm；螺距0.4~0.6；矩阵至少512×512；FOV 150~200mm。

7. 重建层厚 0.6~0.7mm（允许的最薄层厚）；层间距为层厚的50%。

8. 重建算法 骨算法，软组织算法；推荐使用迭代重建算法。

9. 重组方法 横断面重组基线平行于听眶下线，范围自鼻根至鼻骨尖，层厚2.0mm，层间距2.0mm；冠状面重组基线平行于鼻骨，范围自鼻骨全泪骨，层厚1.0mm，层间距1.0mm；必要时平行于正中矢状面行矢状面的重组；利用软组织算法的薄层影像，进行最大密度投影重建。

10. 窗技术 骨窗（W 4000HU，C 700HU）；软组织窗（W 350HU，C 40HU）。

（二）鼻窦、颌面及颅底常规平扫

1. 扫描前准备 去除被检者扫描区域体表所有金属等异物。

2. 扫描体位 仰卧位，机架激光定位灯水平线对准外耳孔。嘱受检者稍仰头、闭目，保持眼球静止状态，使定位灯垂直线平行于听眶下线。

3. 扫描范围 鼻窦扫描范围自额窦上缘至上颌骨下缘（图5-8）；颌面部扫描范围自眼眶上缘至下颌骨下缘；茎突检查时，扫描范围自听眶下线上方1cm至第4颈椎下缘；或依据病变范围适当调整。

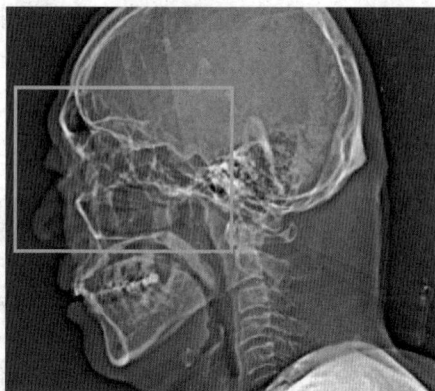

图5-8 副鼻窦扫描范围

4. 扫描基线 使用侧位定位片像，以外耳孔为定位像扫描定位点。扫描基线为听眶下线。

5. 扫描方式 螺旋扫描。针对肿块性病变，准直宽度能覆盖扫描范围且图像质量满足需求时可使用轴扫模式。

6. 扫描条件 管电压100~120kV；有效管电流量150~220mAs/层（儿童140mAs/层）；准直器宽度10~40mm；螺距0.6~0.8；矩阵至少512×512；FOV 150~200mm。

7. 重建层厚 0.6~0.7mm（允许的最薄层厚）；骨算法重建图像的层间距为层厚的50%（重叠50%重建），软组织算法重建图像的层间距为层厚的50%~80%。

8. 重建算法 骨算法，软组织算法；推荐使用迭代重建算法。

9. 重组方法 横断面重组基线平行于听眶下线；冠状面重组基线垂直于硬腭；层厚2.0~4.0mm；层间距2.0~4.0mm；必要时行矢状面重组；针对非肿块性病变，鼻窦和颅底CT以骨算法图像为主，针对肿块性病变则以软组织算法图像为主；根据临床需要行三维图像重组和后处理，包括最大密度投影等；颞下颌关节斜冠状面、斜矢状面图像重组基线分别平行、垂直于下颌骨髁状突；茎突CT斜冠状面、斜矢状面图像重组基线分别平行、垂直于茎突长轴。

10. 窗技术 骨窗（W 2000HU，C 200HU）；软组织窗（W 350HU，C 40HU）。

（三）鼻窦、颌面及颅底增强扫描

1. 检查前至少禁食4小时，不需禁水，签署知情同意书。

2. 增强扫描在平扫后进行。对比剂注射方法采用静脉内团注法。

3. 对比剂注射总量：按每千克体重300~450mg碘计算，补充盐水量：15~20ml。

4. 对比剂注射流率：2.5~3.5ml/s。

5. 注射对比剂后开始扫描时间：注射开始后延迟50~60秒开始扫描。如有特殊情况，酌情处理。

6. 图像重建和重组方法同上。

7. 检查结束后，观察30分钟，受检者无不适方可离开，若病情允许，嘱受检者多饮水。

五、咽喉

（一）常规平扫

1. **扫描前准备** 去除被检者扫描区域体表所有金属等异物。

2. **扫描体位** 仰卧位，机架激光定位灯水平线对准外耳孔。嘱受检者稍仰头，使定位灯垂直线平行于听眦下线；嘱受检者平静呼吸，勿做吞咽动作。

3. **扫描范围** 眼眶上缘至舌骨（图5-9）；或依据病变范围适当调整。

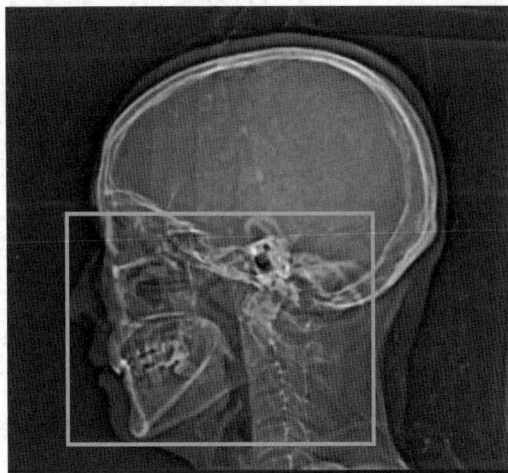

图5-9 咽喉扫描范围

4. **扫描基线** 使用侧位定位像，以外耳孔为定位像扫描定位点。扫描基线为听眦下线。

5. **扫描方式** 螺旋扫描；准直宽度能覆盖扫描范围且图像质量满足需求时可使用轴扫模式。

6. **扫描条件** 管电压100~120kV；有效管电流量150~250mAs/层（儿童140mAs/

层）；准直器宽度采用40mm以上或CT扫描仪可用的最大准直器宽度；螺距0.8~1.0；矩阵至少512×512；FOV 180~250mm。

7. **重建层厚** 0.6~0.7mm（允许的最薄层厚）；层间距为层厚的50%~80%。

8. **重建算法** 软组织算法。

9. **重组方法** 横断面重组基线垂直于颈椎或平行于听眶下线；冠状面重组基线平行于颈椎；矢状面重组基线平行于正中矢状面；层厚2.0~4.0mm；层间距2.0~4.0mm。

10. **窗技术** 软组织窗（W 350HU，C 40HU）。

（二）**增强扫描**

1. 扫描前至少禁食4小时，不需禁水，签署知情同意书。

2. 增强扫描在平扫后进行。对比剂注射方法采用静脉内团注法。

3. 对比剂注射总量：按每千克体重300~450mg碘计算，补充盐水量：15~20ml。

4. 对比剂注射流率：2.5~3.5ml/s。

5. 注射对比剂后开始扫描时间：注射开始后延迟50~60秒开始扫描。如有特殊情况，酌情处理。

6. 图像重建和重组方法同平扫。

7. 检查结束后，观察30分钟，受检者无不适方可离开，若病情允许，嘱受检者多饮水。

六、颈部

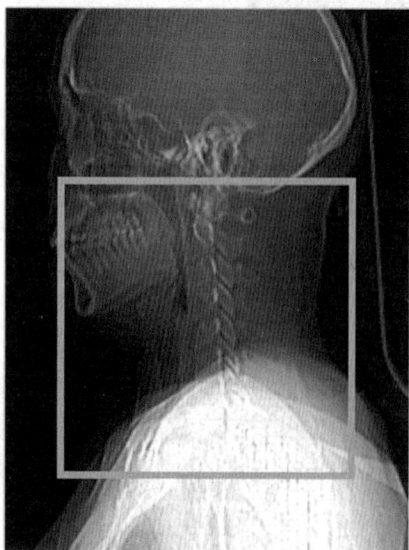

图5-10 颈部扫描范围

（一）**常规平扫**

1. **扫描前准备** 去除被检者扫描区域体表所有金属等异物。

2. **扫描体位** 仰卧位，根据肩部厚度使用不同厚度头托，保持颈部与床面平行；嘱受检者平静呼吸，尽量避免吞咽动作；上气道扫描时嘱受检者用鼻吸气，然后发出缓慢均匀呼气指令并同时启动扫描，扫描呼气过程。

3. **扫描范围** 由颅底扫描至胸骨上切迹（图5-10）；上气道扫描范围从鼻腔顶至第7颈椎下缘；或依据病变范围适当调整。

4. **扫描基线** 侧位定位像，以外耳孔为定位像扫描定位点。扫描基线为听眶下线。

5. 扫描条件　管电压100～120kV；有效管电流量150～250mAs/层（喉）或200mAs/层（甲状腺、颈部）；儿童100mAs/层（喉）或140mAs/层（甲状腺、颈部）；准直器宽度采用40mm以上或CT扫描仪可用的最大准直器宽度；螺距0.8～1.0；矩阵至少512×512；FOV 150～250mm。

6. 重建层厚　0.6～0.7mm（允许的最薄层厚）；骨算法重建图像的层间距为层厚的50%，软组织算法重建图像的层间距为层厚的50%～80%。

7. 重建算法　软组织算法；骨算法（用于外伤或有骨质病变的受检者）。

8. 重组方法　横断面重组基线垂直于颈椎或平行于硬腭；冠状面重组基线平行于颈椎或垂直于硬腭；矢状面重组基线平行于正中矢状面；层厚2.0～4.0mm（喉），5.0mm（颈部）；层间距2.0～4.0mm（喉），5.0mm（颈部）；以软组织算法图像为主，外伤或有骨质病变的受检者重组骨算法图像；根据临床需要行三维图像重组和后处理，包括最大密度投影等。

9. 窗技术　肿瘤性病变骨窗（W 2000HU，C 200HU），非肿瘤性病变骨窗（W 4000HU，C 700HU）；软组织窗（W 350HU，C 40HU）。

（二）增强扫描

1. 扫描前至少禁食4小时，不需禁水，签署知情同意书。

2. 增强扫描在平扫后进行。对比剂注射方法采用静脉内团注法。

3. 对比剂注射总量：按每千克体重300～450mg碘计算，补充盐水量15～20ml。

4. 对比剂注射流率：2.5～3.5ml/s。

5. 注射对比剂后开始扫描时间：注射开始后延迟50～60秒扫描。如有特殊情况，酌情处理。

6. 图像重建和重组方法同平扫。

7. 检查结束后，观察30分钟，受检者无不适方可离开，若病情允许，嘱受检者多饮水。

（三）颈部CT动脉血管成像

1. **扫描前准备**　扫描前禁食4小时，不需禁水，签署知情同意书；去除被检者扫描区域体表所有金属等异物。

2. **扫描体位**　横断面采用仰卧位，听眶下线垂直床面。

3. **扫描范围**　颅底外耳孔水平至主动脉弓。（图5-11）

4. **扫描基线**　侧位定位像，以外耳孔为定位像扫描定位点。扫描基线为听眶下线。

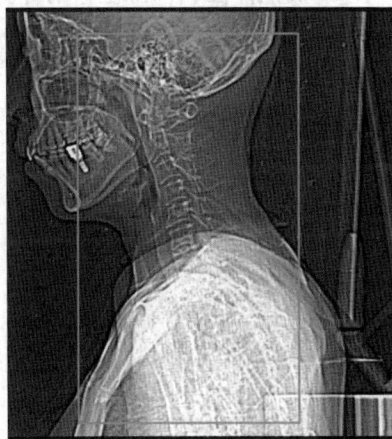

图5-11　颈部CTA扫描范围

5. **扫描方式** 螺旋扫描。

6. **扫描条件** 管电压120kV；有效管电流量150～250mAs/层（儿童140mAs/层）；准直器宽度采用40mm以上或CT扫描仪可用的最大准直器宽度；螺距0.8～1.0；矩阵至少512×512；FOV 150～250mm。

7. **对比剂注射总量** 370mg/ml；对比剂：60～70ml；补注盐水：40ml。

8. **对比剂注射流率** 5ml/s。

9. **注射对比剂后开始扫描时间** 采用对比剂跟踪技术，在主动脉弓水平设置自动触发区，触发阈值120HU，由足侧向头侧扫描。

10. **重建层厚** 1.0mm；层间距为层厚的50%～80%。

11. **重建算法** 软组织算法。

12. **重组方法** 重组出横断面图像层厚/间距3.0mm/3.0mm；三维图像重组和后处理，包括最大密度投影、SSD和容积再现技术，曲面重组出左、右侧椎动脉和颈内动脉。

13. **窗技术** 软组织窗（W 600HU，C 100HU）。

14. **检查结束后** 观察30分钟，受检者无不适方可离开，若病情允许，嘱受检者多饮水，以利于对比剂排泄。

第三节 胸部 CT 检查技术

一、肺

（一）常规平扫

1. **扫描前准备** 嘱被检者去除检查部位所有金属等异物，训练呼吸及屏气。

2. **扫描体位** 仰卧位，身体置于床面中间，两臂上举，吸气末屏气扫描。

3. **扫描范围** 胸廓入口–后肋膈角。（图5-12）

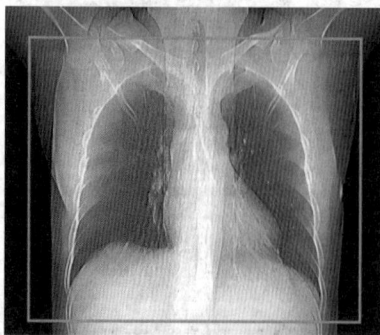

图5-12 胸部扫描范围

4. **扫描基线** 水平线。

5. **扫描条件** 管电压120kV；自动管电流（100～300mA）；旋转速度0.5～1.0s/rot；如为健康体检，建议采用胸部低剂量扫描。

6. **扫描层厚** 层厚≤5mm，层间距≤层厚。根据具体CT机型选择。

7. **重建层厚** 小于10mm。

8. **重建算法** 标准算法、肺组织算法。

9. **照相条件** 纵隔窗，肺窗，如需要加骨窗。

薄层扫描：层厚1mm，常规视野，标准算法重建图像。

靶扫描：窄准直与小视野相结合（包括病灶同侧肺和纵隔）。

后处理：CT扫描完成后应进行图像后处理，除常规的横断面、矢状面、冠状面的多平面重组技术外，酌情使用最大密度投影、最小密度投影及容积再现等多种技术进行图像后处理。

（二）常规增强扫描

1. **检查前准备** 检查前禁食4小时，不需禁水，签署知情同意书。

2. **扫描体位** 仰卧位，身体置于床面中间，两臂上举，吸气末屏气扫描。

3. **扫描范围** 胸廓入口至后肋膈角。

4. **扫描基线** 水平线。

5. **扫描条件** 120kV；自动mA（100～300mA）；1.0s/rot。

6. **扫描层厚** 层厚≤5mm，层间距≤层厚。根据具体CT机型选择。

7. **重建层厚** 小于10mm。

8. **重建算法** 标准算法、肺组织算法。

9. **增强条件** 注射总量：按每千克体重300～450mg碘计算；注射流率：3～4ml/s；注射后开始扫描时间：20～30秒，80～120秒延迟扫描，如有特殊情况，酌情处理。

10. **照相条件** 纵隔窗，肺窗，如有需要加骨窗。

11. **注意事项** 对于临床医生所开的增强申请单，应在观察平扫图像或取患者的旧CT片进行观察后再决定是否还需增加局部的薄层图像。

12. **检查结束** 观察30分钟，患者无不适方可离开，若病情允许，嘱患者多饮水，以利于对比剂排泄。

（三）低剂量CT平扫

1. **扫描体位** 仰卧位，身体置于床面中间，两臂上举，吸气末屏气扫描。

2. **扫描范围** 胸廓入口至后肋膈角。

3. **扫描基线** 选用水平线。

4. **扫描条件** 120kV；常规采用20～50mAs；0.5～1.0s/rot。也可采用自动mA技术。

5. **重建层厚** 重建层厚＜10mm。

6. **重建算法** 标准算法、肺组织算法。

7. **照相条件** 纵隔窗，肺窗，如需要加骨窗。

（四）低剂量CT增强扫描

1. **检查前准备** 检查前禁食4小时，不需禁水，签署知情同意书。

2. **扫描体位** 仰卧位，身体置于床面中间，两臂上举，吸气末屏气扫描。

3. **扫描范围** 胸廓入口至后肋膈角。

4. 扫描基线 选用水平线。

5. 扫描条件 120kV；平扫采用 50mAs，动脉期采用 100mAs；个别根据体重指数适当增减。

6. 重建层厚 重建层厚 < 10mm。

7. 重建算法 标准算法、肺组织算法。

8. 增强条件 注射总量：对比剂剂量按每千克体重 300 ~ 450mg 碘计算；注射流率：3 ~ 4ml/s；注射后开始扫描时间：25 ~ 30 秒。必要时可以延迟扫描，如有特殊情况，酌情处理。

9. 检查结束 观察 20 分钟，患者无不适方可离开，若病情允许，嘱患者多饮水，以利于对比剂排泄。

10. 照相条件 纵隔窗，肺窗，如有需要加骨窗。

11. 注意事项 对于临床医生所开的增强申请单，应在观察平扫图像或取患者的旧 CT 片进行观察后再决定是否还需增加局部的薄层图像。对于多排 CT 采用低剂量技术进行肺部疾病的筛查，发现难定性病灶后建议在病灶层面加扫常规剂量或者高分辨算法扫描，强调薄层扫描，靶扫描，多视窗调节。

（五）胸部多层螺旋 CT 图像后处理

1. 多平面重组（multi-planar reformation，MPR）（用标准算法和肺组织算法重建图像） 将轴位、冠状位和矢状位图像摆正、对称。

窗宽：纵隔窗 350 ~ 450HU，肺窗 1400 ~ 1500HU；窗位：纵隔窗 35 ~ 45HU，肺窗 -700 ~ -600HU。

层厚：采集层厚 1 ~ 0.5mm。

轴位图像：范围自肺尖至后膈肋角。

冠状位图像：平行于气管，包括肺门和病灶。

矢状位或斜位图像：主要显示病灶与血管或气管和支气管的关系（要插入定位像）。

必要的测量（在肺算法图像中）：病灶的直径及气管或支气管狭窄处的最大和最小直径，狭窄段的长度。

2. 最小密度投影 显示气管支气管树。

3. CT 仿真内窥镜 显示气管和支气管内病变。

二、胸部血管成像

（一）肺动脉 CT 成像

1. 扫描程序同常规增强。

2. 检查前禁食 4 小时，不需禁水，签署知情同意书。

3. 注射总量：1.0ml/kg体重。

4. 注射速率：4～5ml/s。

5. 延迟时间：利用对比剂跟踪技术确定。

6. 扫描层厚：根据具体CT机型选择。

7. 检查结束后，观察30分钟，患者无不适方可离开，若病情允许，嘱患者多饮水，以利于对比剂排泄。

8. 图像后处理

（1）多平面重组（用肺组织和软组织算法重建图像）

将轴位、冠状位和矢状位图像摆正、对称。

窗宽：纵隔窗根据血管内对比剂浓度调节，肺窗1500～1600HU。

窗位：纵隔窗根据血管内对比剂浓度调节，肺窗 –650～–550HU。

层厚：采集层厚。

轴位肺算法图像（肺窗）：范围自肺尖至后肋膈角。

轴位软组织算法图像（纵隔窗）：范围包括肺动脉主干及其远端细小分支。

冠状位软组织算法图像（纵隔窗）：范围包括肺动脉主干及其远端细小分支。

矢状位或斜位图像：主要显示栓塞的肺动脉（要插入定位像并用箭头标示）。（图5-13～图5-16）

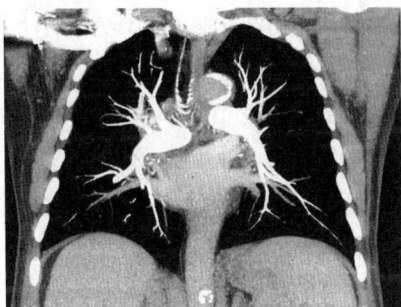

图5-13　肺动脉 thin-MIP（1）

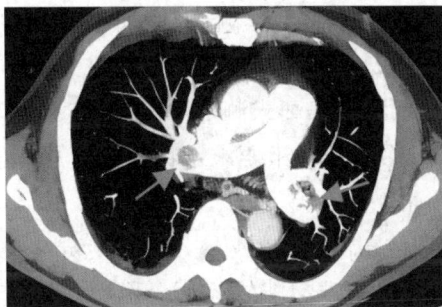

图5-14　肺动脉 thin-MIP（2）

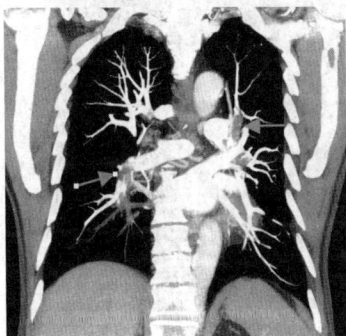

图5-15　肺动脉 thin-MIP（3）

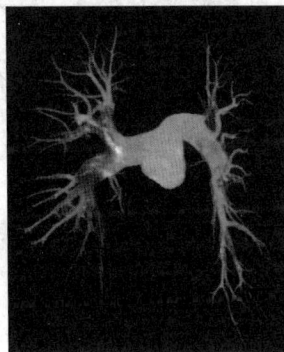

图5-16　肺动脉 MIP（4）

（2）容积再现（volume rendering technique，VRT） 显示肺动脉全貌。（图5-17、图5-18）

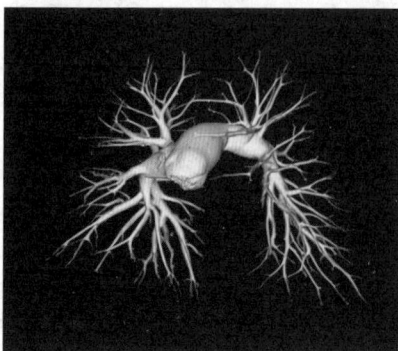

图 5-17　肺动脉 VR（1）

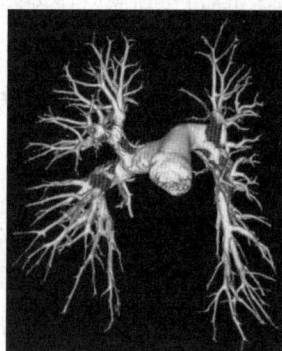

图 5-18　肺动脉 VR（2）

（二）胸主动脉CT成像

1. 扫描程序及扫描参数利用对比剂跟踪技术确定。

2. 图像后处理要求：曲面重组（curved planar reformat，CPR）或血管分析方法显示胸主动脉全程，确定病变的位置和性质，尽可能显示破口的位置。

3. 动脉瘤要求测量：瘤颈直径、瘤体最大直径、瘤体长度。

4. 动脉夹层要求测量：内膜破口至左锁骨下动脉开口处的距离、左锁骨下动脉开口处主动脉弓的最大和最小直径。

5. 动脉狭窄要求测量：狭窄处的血管直径、狭窄的长度。

6. 多平面重组要求：将轴位、冠状位和矢状位图像摆正、对称；层厚：1mm（<2mm）；

轴位图像：范围自主动脉弓上分支至胸主动脉末端；斜位、矢状位图像：平行于主动脉弓，显示胸主动脉全程及弓上分支。（图5-19、图5-20）

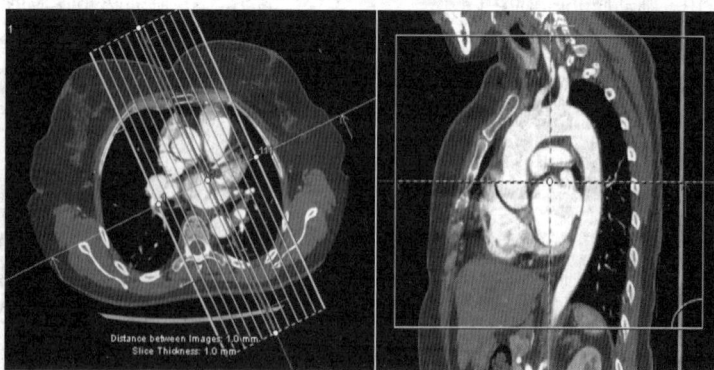

图 5-19　胸主动脉 MPR（1）

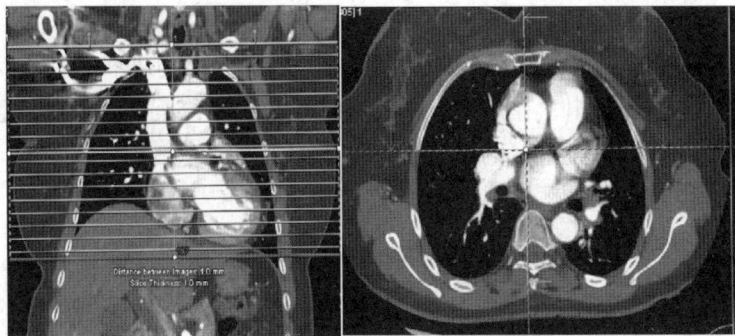

图 5-20　胸主动脉 MPR（2）

7. 容积再现图像：除去胸骨、左右前肋骨的标准前后位像；除去全部骨骼的标准前后位像、左右倾斜45°像和侧位像。（图5-21）

8. 最大密度投影图像（maximun intensity projection，MIP）：除去全部骨骼的标准前后位像，显示动脉管壁钙化程度和钙化斑块的分布。（图5-22）

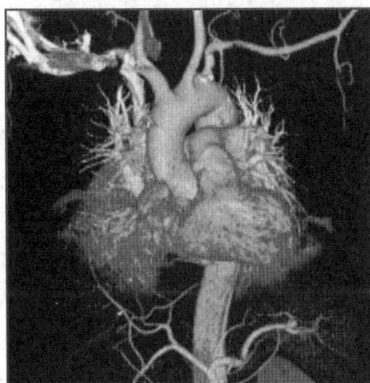

图 5-21　胸主动脉 VR

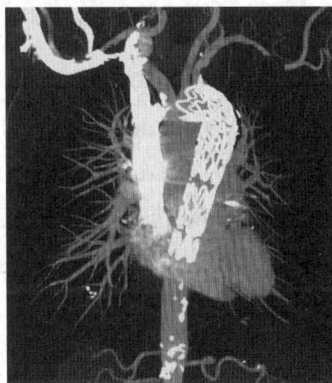

图 5-22　胸主动脉 MIP

（三）冠状动脉CT成像

1. 检查前准备：测量患者平静状态下的心率，注意有无早搏等心律不齐的情况发生，如有严重心律不齐或严重心功能不全者，应拒绝或推迟检查。心率超过70次/分，允许以药物控制心率，针对风湿性心脏病、扩心病患者，由于心室壁动度减弱，可降低心率要求，建议宽体探测器设备进行多扇区采集。检查前禁食4小时，不需禁水，签署知情同意书。

2. 患者仰卧位，扫描前先对患者进行屏气训练；打开心电监护仪开关，正确安放电极，如心电监护仪不能正常工作，可用心电模拟器进行检测。

3. 先获得胸部定位图像，扫描范围从锁骨上方至膈下，扫描方向：正、侧位两个方向。

4. 冠状动脉增强扫描

（1）测量延迟时间　对比剂跟踪技术或小剂量对比剂测量技术。

（2）扫描范围从气管隆突至心尖部下方（图5-23）。

注意冠状动脉搭桥术后患者扫描范围要扩大，搭桥术分两种，一种锁骨下动脉分出，一种升主动脉分出，在病史不明确的时候，建议包至锁骨上窝，通过平扫的钙化积分图像找到搭桥血管，倒推增强扫描范围。如最终扫描范围较广，建议更改扫描方向，如从足侧到头侧。

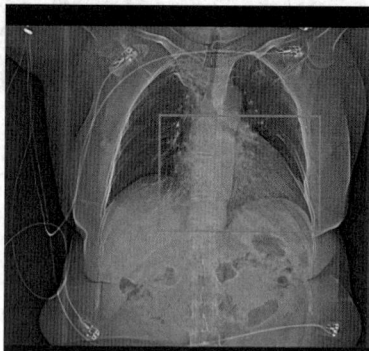

图 5-23　冠状动脉扫描范围

（3）对比剂注射流率与小剂量试验流速一致。

（4）扫描类型：Cardiac Segment/burst/plus序列，同时加用回顾性心电门控。

（5）扫描条件：120kV，300～400mA，层厚0.5～1mm。

（6）延迟时间：根据时间-密度曲线测量结果，再增加5～8秒。

（7）扫描时嘱患者屏住呼吸。扫描结束拔除穿刺针后，嘱患者按压穿刺部位10～20分钟以防止出血。检查结束后，观察30分钟，患者无不适方可离开，若病情允许，嘱患者多饮水，以利于对比剂排泄。

第四节　腹部 CT 检查技术

一、肝胆脾

（一）常规平扫

1. 扫描前准备　除急诊外，患者扫描前至少禁食4小时。可以进食的患者扫描前25～45分钟口服清水充盈胃肠道。嘱患者去除检查部位所有金属等异物。训练患者呼吸及屏气。

2. 扫描体位　常规仰卧位，头先进，两臂上举抱头，腹部正中矢状面垂直于检查床平面并与检查床长轴的中线重合，侧面定位线对准人体正中冠状面。特殊情况下采用其他体位，如侧卧位及俯卧位。

3. **扫描范围**　在定位像上确定扫描范围，从右膈面至肝脏下缘，脾大者应扫描至脾下缘。（图5-24）

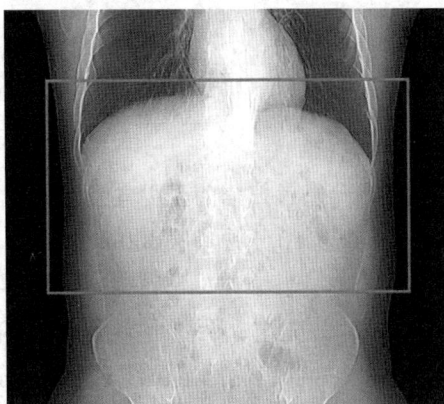

图5-24　肝胆脾扫描范围

4. **扫描基线**　正位定位像，以剑突或髂嵴为定位像扫描定位点。扫描基线为右膈面或肝下缘。

5. **扫描呼吸相**　深吸气后屏气曝光。

6. **扫描方式**　螺旋扫描。

7. **扫描条件**　采用自动mA技术；矩阵512×512；显示野：根据患者体型大小设定，应包全腹部皮肤，30~40cm。

8. **重建层厚**　≤5mm。

9. **重建算法**　标准算法或软组织算法。

10. **窗技术**　腹窗（W 150~250HU，C 40~50HU）和软组织窗（W 200~350HU，C 30~50HU）。

（二）增强扫描

1. 除急诊外，检查前至少禁食4小时，不需禁水，签署知情同意书。

2. 增强扫描在平扫后进行。对比剂注射方法采用静脉内团注法。

3. 对比剂注射总量：按每千克体重300~450mg碘计算，补充盐水量：15~20ml。

4. 对比剂注射流率：2.5~3.5ml/s。

5. 注射对比剂后开始扫描时间：动脉期25~30秒（64层以上CT为30~35秒），门脉期55~60秒（64层以上CT为65~70秒），平衡期（延迟期）120秒扫描。如有特殊情况，酌情处理。

6. 注意事项：扫描前先问清患者一周内是否做过钡餐检查，如做过应清腹后或排空后再行检查。患者上检查床前，应训练其深吸气后屏气。去除被检者检查部位的金属异物。

7. 检查结束后，观察30分钟，患者无不适方可离开，若病情允许，嘱患者多饮水，以利于对比剂排泄。

二、胰腺

（一）常规平扫

1. **扫描前准备** 除急诊外，患者扫描前至少禁食4小时。可以进食的患者检查前30分钟口服清水500ml，检查前10分钟口服300ml。嘱患者去掉检查部位所有金属等异物。训练患者呼吸及屏气。

2. **扫描体位** 常规仰卧位，头先进，两臂上举抱头，腹部正中矢状面垂直于检查床平面并与检查床长轴的中线重合，侧面定位线对准人体正中冠状面。特殊情况下采用其他体位，如侧卧位及俯卧位。

3. **扫描范围** 从胰腺尾部上缘至十二指肠水平段。（图5-25）

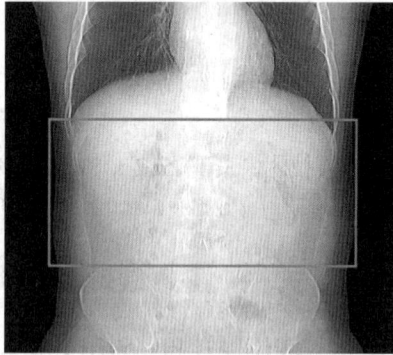

图 5-25 胰腺扫描范围

4. **扫描基线** 胰尾部上缘。

5. **扫描呼吸相** 深吸气后屏气曝光。

6. **扫描条件** 采用自动mA技术；矩阵512×512；显示野：30～40cm。

7. **重建层厚** 层厚：3～5mm，间隔：3～5mm。

8. **重建算法** 标准算法或软组织算法。

9. **窗技术** 软组织窗（W 200～350HU，C 30～50HU）。

（二）增强扫描

1. 检查前至少禁食4小时，不需禁水，签署知情同意书。

2. 对比剂注射总量，按每千克体重300～450mg碘计算，补充盐水量：15～20ml。

3. 对比剂注射流率：2.5～3.5ml/s。

4. 注射对比剂后开始扫描时间：双期扫描，动脉期25～30秒（64层以上CT为30～35秒），实质期55～60秒（64层以上CT为65～70秒）。必要时延迟120秒扫描，如有特殊情况，酌情处理。

5. 后处理方法：冠状、矢状和轴位重组。

6. 注意事项：扫描前先问清患者一周内是否做过钡餐检查，如做过应清腹后或排空后再行检查。患者上检查床前，应训练其深呼吸后屏气。嘱患者去除检查部位金属异物。

7. 检查结束后，观察30分钟，患者无不适方可离开，若病情允许，嘱患者多饮水，以利于对比剂排泄。

三、胆管

（一）常规平扫

1. **扫描前准备**　患者扫描前至少禁食4小时，扫描前口服清水充盈胃肠道。嘱患者去除检查部位所有金属等异物。训练患者呼吸及屏气。

2. **扫描体位**　常规仰卧位，头先进，两臂上举抱头，腹部正中矢状面垂直于检查床平面并与检查床长轴的中线重合，侧面定位线对准人体正中冠状面。特殊情况下采用其他体位，如侧卧位及俯卧位。

3. **扫描范围**　从右膈面开始扫描至十二指肠水平部。（图5-26）

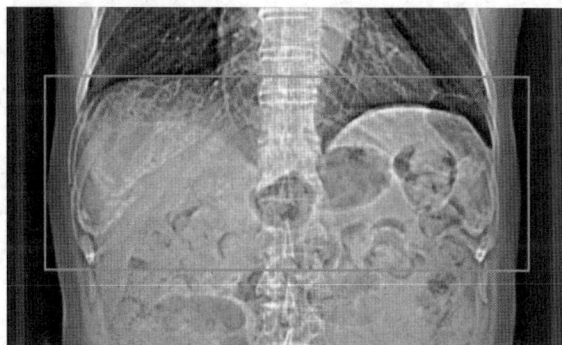

图 5-26　胆管扫描范围

4. **扫描基线**　右膈面。

5. **扫描呼吸相**　深吸气后屏气曝光。

6. **扫描条件**　采用自动mA技术；矩阵512×512；显示野：30~40cm。

7. **重建层厚**　层厚1~2mm，间隔1~2mm。

8. **重建算法**　标准算法或软组织算法。

9. **后处理方法**　曲面、冠状面、矢状面和轴位多平面重组。

（二）增强扫描

1. 检查前至少禁食4小时，不需禁水，签署知情同意书。

2. 对比剂注射总量，按每千克体重300 ~ 450mg碘计算，补充盐水量：15 ~ 20ml。

3. 对比剂注射流率：2.5 ~ 3.5ml/s。

4. 注射对比剂后开始扫描时间：动脉期25 ~ 30秒（64层以上CT为30 ~ 35秒），实质期55 ~ 60秒（64层以上CT为65 ~ 70秒）。必要时可以延迟扫描，如有特殊情况，酌情处理。

5. 后处理方法：冠状、矢状和轴位重组。

6. 注意事项：扫描前先问清患者一周内是否做过钡餐检查，如做过应清腹后或排空后再行检查。患者上检查床前，应训练其深呼吸后屏气。嘱患者去除检查部位金属异物。

7. 检查结束后，观察30分钟，患者无不适方可离开，若病情允许，嘱患者多饮水，以利于对比剂排泄。

四、肾上腺

（一）常规平扫

1. **扫描前准备** 患者扫描前至少禁食4小时。嘱患者去除检查部位金属等异物。训练患者呼吸及屏气。

2. **扫描体位** 常规仰卧位，头先进，两臂上举抱头，腹部正中矢状面垂直于检查床平面并与检查床长轴的中线重合，侧面定位线对准人体正中冠状面。特殊情况下采用其他体位，如侧卧位及俯卧位。

3. **扫描范围** 从胸11椎体上缘扫描至肾门水平。（图5-27）

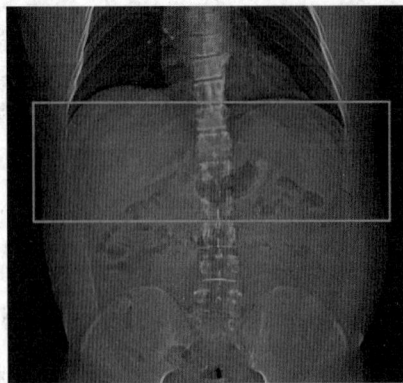

图5-27 肾上腺扫描范围

4. **扫描基线** 胸12椎体或肾上极。

5. **扫描呼吸相** 深吸气后屏气曝光。

6. **扫描条件** 采用自动mA技术；矩阵512×512；小显示野：20 ~ 30cm。

7. **重建层厚** 层厚2 ~ 3mm，间隔2 ~ 3mm。

8. **重建算法**　标准算法或软组织算法。

9. **窗技术**　软组织窗（ W 200 ~ 350HU， C 30 ~ 50HU ）。

（二）增强扫描

1. 检查前至少禁食4小时，不需禁水，签署知情同意书。

2. 对比剂注射总量，按每千克体重300 ~ 450mg碘计算，补充盐水量：15 ~ 20ml。

3. 对比剂注射流率：2.5 ~ 3.5ml/s。

4. 注射对比剂后开始扫描时间：动脉期25 ~ 30秒（ 64层以上CT为30 ~ 35秒 ），实质期55 ~ 60秒（ 64层以上CT为65 ~ 70秒 ）。必要时可以延迟扫描，如有特殊情况，酌情处理。

5. 注意事项：扫描前先问清患者一周内是否做过钡餐检查，如做过应清腹后或排空后再行检查。患者上检查床前，应训练其深呼吸后屏气。嘱患者去除检查部位金属异物。

6. 后处理方法：冠状、矢状和轴位重组。

7. 检查结束后，观察30分钟，患者无不适方可离开，若病情允许，嘱患者多饮水，以利于对比剂排泄。

五、肾脏

（一）常规平扫

1. **扫描前准备**　患者扫描前至少禁食4小时。可以进食的患者扫描前25 ~ 45分钟口服清水充盈胃肠道。嘱患者去除检查部位金属等异物。训练患者呼吸及屏气。

2. **扫描体位**　常规仰卧位，头先进，两臂上举抱头，腹部正中矢状面垂直于检查床平面并与检查床长轴的中线重合，侧面定位线对准人体正中冠状面。特殊情况下采用其他体位，如侧卧位及俯卧位。

3. **扫描范围**　从肾上极扫描至肾下极。（ 图5-28 ）

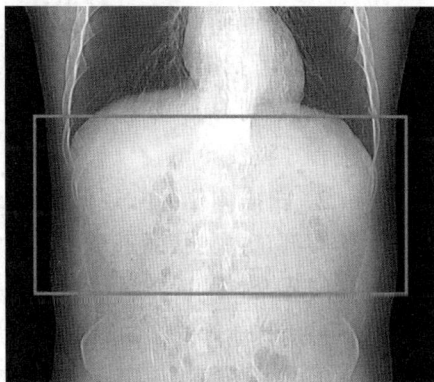

图 5-28　肾脏扫描范围

4. **扫描基线** 胸 11 椎体。

5. **扫描呼吸相** 深吸气后屏气曝光。

6. **扫描条件** 采用自动 mA 技术；矩阵 512×512；显示野：根据患者体形大小设定，30～40cm。

7. **重建层厚** 3～5mm，间隔 3～5mm。

8. **重建算法** 标准算法或软组织算法。

9. **窗技术** 软组织窗（W 200～350HU，C 30～50HU）。

（二）增强扫描

1. 检查前至少禁食 4 小时，不需禁水，签署知情同意书。

2. 对比剂注射总量，按每千克体重 300～450mg 碘计算，补充盐水量：15～20ml。

3. 对比剂注射流率：2.5～3.5ml/s。

4. 注射对比剂后开始扫描时间：动脉期（皮质期）25～30 秒（64 层以上 CT 为 30～35 秒）；实质期（髓质期）注射后 80～90 秒；排泄期（肾盂期）：180～420 秒。必要时可以延迟扫描，如有特殊情况，酌情处理。

5. 后处理方法：冠状、矢状和轴位重组。

6. 注意事项：扫描前先问清患者一周内是否做过钡餐检查，如做过应清腹后或排空后再行检查。同时 72 小时内不得做过肾盂造影。患者上检查床前，应训练其深呼吸后屏气。去掉身上含有金属的物品。遇有一侧肾缺如患者，须加大扫描范围。对移植肾患者主要行下腹髂区扫描。

7. 检查结束后，观察 30 分钟，患者无不适方可离开，若病情允许，嘱患者多饮水，以利于对比剂排泄。

六、尿路造影

（一）常规平扫

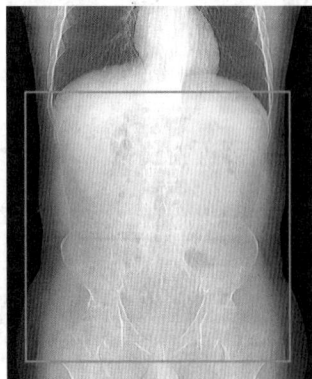

图 5-29　尿路扫描范围

1. **扫描前准备** 患者扫描前至少禁食 4 小时。可以进食的患者扫描前让患者口服清水充盈胃肠道，待膀胱完全充盈后扫描。嘱患者去除检查部位金属等异物。训练患者呼吸及屏气。

2. **扫描体位** 常规仰卧位，头先进，两臂上举抱头，腹部正中矢状面垂直于检查床平面并与检查床长轴的中线重合，侧面定位线对准人体正中冠状面。特殊情况下采用其他体位，如侧卧位及俯卧位。

3. **扫描范围** 从肾上极扫至耻骨联合上缘。（图 5-29）

4. **扫描基线**　肾上极。

5. **扫描呼吸相**　深吸气后屏气曝光。

6. **扫描条件**　采用自动mA技术；矩阵512×512；显示野：根据患者体形大小设定，应包括全腹部皮肤，30~40cm。

7. **重建层厚**　层厚：1~3mm，间隔：1~3mm。

8. **重建算法**　标准算法或软组织算法。

9. **窗技术**　软组织窗（W 200~350HU，C 30~50HU）。

（二）增强扫描

1. 检查前至少禁食4小时，不需禁水，签署知情同意书。

2. 对比剂注射总量，按每千克体重300~450mg碘计算，补充盐水量：15~20ml。

3. 对比剂注射流率：2.5~3.5ml/s。

4. 注射对比剂后开始扫描时间：多期扫描。动脉期（皮质期）25~30秒（64层以上CT为30~35秒）；实质期（髓质期）55~65秒（64层以上CT为65~75秒）；排泄期（肾盂期）：根据患者泌尿系统梗阻程度设置，8~15分钟或更长。

5. 后处理方法：肾实质期和排泄期肾脏冠状、矢状、曲面或斜冠状和轴位多平面重组。输尿管实质期和排泄期冠状、曲面或斜冠状、轴位多平面重组。

6. 注意事项：扫描前先问清患者一周内是否做过钡餐检查，如做过应清腹后或排空后再行检查。同时72小时内不得做过肾盂造影。患者上检查床前，应训练其深呼吸后屏气。嘱患者去除检查部位金属异物。

7. 检查结束后，观察30分钟，患者无不适方可离开，若病情允许，嘱患者多饮水，以利于对比剂排泄。

七、盆腔

（一）常规平扫

1. **扫描前准备**　患者检查当日以空腹为宜。可以进食的患者扫描前让患者口服清水充盈胃肠道，待膀胱充盈后开始扫描。嘱患者将皮带、外裤等含金属等衣服脱掉。

2. **扫描体位**　常规仰卧位，头先进，两臂上举抱头，腹部正中矢状面垂直于检查床平面并与检查床长轴的中线重合，侧面定位线对准人体正中冠状面。特殊情况下采用其他体位，如侧卧位及俯卧位。

3. **扫描范围**　从耻骨联合下缘扫描至髂嵴水平。（图5-30）

4. **扫描基线**　耻骨联合下缘或髂嵴水平。

5. **扫描条件**　采用自动mA技术；矩阵512×512；显示野：根据患者体型大小设定，应包括全腹部皮肤，30~40cm。

6. **重建层厚**　层厚≤5mm，间隔≤5mm。

7. **重建算法** 标准算法或软组织算法。

8. **窗技术** 软组织窗（W 200～350HU，C 30～50HU）。

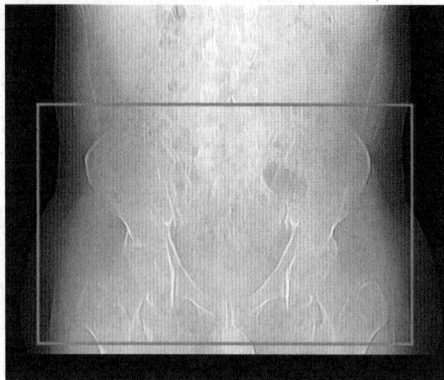

图 5-30 盆腔扫描范围

（二）增强扫描

1. 检查前至少禁食 4 小时，不需禁水，签署知情同意书。

2. 对比剂注射总量，按每千克体重 300～450mg 碘计算，补充盐水量：15～20ml。

3. 对比剂注射流率：2.5～3.5ml/s。

4. 注射对比剂后开始扫描时间：动脉期 35～40 秒；静脉期 75～80 秒。必要时可以延迟扫描，如有特殊情况，酌情处理。

5. 后处理方法：冠状、矢状和轴位重组。

6. 注意事项：患者喝完清水后，嘱患者只有尿感强烈时才能开始扫描，确保膀胱充盈完全。膀胱镜检当天不行此检查。

7. 检查结束后，观察 30 分钟，患者无不适方可离开，若病情允许，嘱患者多饮水，以利于对比剂排泄。

八、会阴部

（一）常规平扫

1. **扫描前准备** 患者检查当日以空腹为宜。嘱患者将皮带、外裤等含金属等衣服脱掉。

2. **扫描体位** 常规仰卧位，头先进，两臂上举抱头，腹部正中矢状面垂直于检查床平面并与检查床长轴的中线重合，侧面定位线对准人体正中冠状面。特殊情况下采用其他体位，如侧卧位及俯卧位。

3. **扫描范围** 从直肠、子宫隐凹或直肠、膀胱隐凹扫描至病变以下。

4. **扫描基线** 以直肠、子宫隐凹或直肠、膀胱隐凹为准参数，和盆腔同。

5. **扫描条件** 采用自动 mA 技术；矩阵 512×512；显示野：根据患者体形大小设定，应包括全腹部皮肤，30～40cm。

6. **重建层厚** 层厚 3～5mm，间隔 3～5mm。

7. **重建算法** 标准算法或软组织算法。

8. **窗技术** 软组织窗（W 200～350HU，C 30～50HU）。

（二）增强扫描

1. 检查前至少禁食 4 小时，不需禁水，签署知情同意书。

2. 对比剂注射总量，按每千克体重 300～450mg 碘计算，补充盐水量：15～20ml。

3. 对比剂注射流率：2.5～3.5ml/s。

4. 注射对比剂后开始扫描时间：动脉期 35～40 秒；静脉期 75～80 秒。必要时可以延迟扫描，如有特殊情况，酌情处理。

5. 后处理方法：冠状、矢状和轴位重组。

6. 检查结束后，观察 30 分钟，患者无不适方可离开，若病情允许，嘱患者多饮水，以利于对比剂排泄。

九、胃

（一）常规平扫

1. **扫描前准备** 患者扫描前至少禁食 4 小时；可以进食的患者扫描前口服产气剂 6～9g 或口服 1000～1500ml 清水。嘱患者去除检查部位金属等异物。训练患者呼吸及屏气。

2. **扫描体位** 常规仰卧位，头先进，两臂上举抱头，腹部正中矢状面垂直于检查床平面并与检查床长轴的中线重合，侧面定位线对准人体正中冠状面。特殊情况下采用其他体位，如侧卧位及俯卧位。

3. **扫描范围** 从左膈顶扫描至胃下缘。（图 5-31）

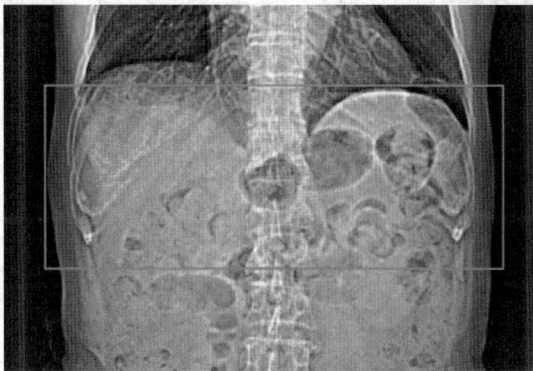

图 5-31 胃扫描范围

4. **扫描基线** 左膈顶。

5. **扫描呼吸相** 深吸气后屏气曝光。

6. 扫描条件 采用自动mA技术；矩阵512×512；显示野：根据患者体形大小设定，应包括全腹部皮肤，30~40cm。

7. 重建层厚 层厚1~3mm，间隔1~3mm。

8. 重建算法 标准算法或软组织算法。

9. 后处理方法 做多平面重组，也可作胃腔仿真内窥镜。

10. 窗技术 软组织窗（W 200~350HU，C 30~50HU）。

（二）增强扫描

1. 检查前至少禁食4小时，不需禁水，签署知情同意书。

2. 对比剂注射总量，按每千克体重300~450mg碘计算，补充盐水量：15~20ml。

3. 对比剂注射流率：2.5~3.5ml/s。

4. 注射对比剂后开始扫描时间：动脉期25~30秒（64层以上CT为30~35秒），静脉期55~60秒（64层以上CT为65~70秒）。必要时可以延迟扫描，如有特殊情况，酌情处理。

5. 后处理方法：冠状、矢状和轴位重组，有必要时做仿真内窥镜重组。

6. 检查结束后，观察30分钟，患者无不适方可离开，若病情允许，嘱患者多饮水，以利于对比剂排泄。

十、小肠

（一）常规平扫

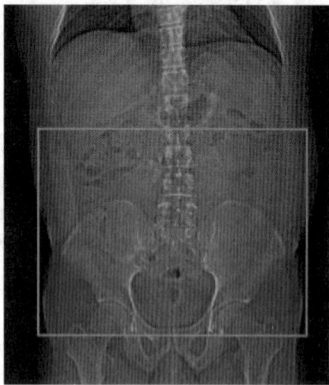

图 5-32 小肠扫描范围

1. 扫描前准备 可以进食的患者检查前1天服用无渣半流食，晚餐后禁食，晚餐后30分钟口服缓泻剂，检查当日早禁食。急诊患者不做任何准备直接平扫及增强检查。嘱患者去除检查部位金属等异物。训练患者呼吸及屏气。

2. 扫描体位 常规仰卧位，头先进，两臂上举抱头，腹部正中矢状面垂直于检查床平面并与检查床长轴的中线重合，侧面定位线对准人体正中冠状面。特殊情况下采用其他体位，如侧卧位及俯卧位。

3. 扫描范围 从十二指肠水平段扫描至耻骨联合上缘。（图5-32）

4. **扫描基线** 以十二指肠球部或水平部为准。

5. **扫描呼吸相** 深吸气后屏气曝光。

6. **扫描条件** 采用自动mA技术；矩阵512×512；显示野：根据患者体形大小设定，应包括全腹部皮肤，30~40cm。

7. 重建层厚 层厚3～5mm，间隔3～5mm。

8. 重建算法 标准算法或软组织算法。

9. 窗技术 软组织窗（W 200～350HU，C 30～50HU）。

（二）增强扫描

1. 扫描前准备同平扫，需签署知情同意书。

2. 对比剂注射总量，按每千克体重300～450mg碘计算，补充盐水量：15～20ml。

3. 对比剂注射流率：2.5～3.5ml/s。

4. 注射对比剂后开始扫描时间：动脉期25～30秒（64层以上CT为30～35秒），静脉期55～60秒（64层以上CT为65～70秒）。必要时可以延迟扫描，如有特殊情况，酌情处理。

5. 后处理方法：冠状、矢状和轴位重组。

6. 检查结束后，观察30分钟，患者无不适方可离开，若病情允许，嘱患者多饮水，以利于对比剂排泄。

十一、结肠

（一）常规平扫

1. **扫描前准备** 可以进食的患者检查前2天服用无渣半流食，检查前1天晚餐后禁食。晚餐30分钟后口服缓泻剂，检查当日早禁食。患者上检查床后，经肛门向结肠内注入空气，以被检查者可以耐受、1000～1500ml较为合适。嘱患者去除检查部位金属等异物。训练患者呼吸及屏气。

2. **扫描体位** 常规仰卧位，头先进，两臂上举抱头，腹部正中矢状面垂直于检查床平面并与检查床长轴的中线重合，侧面定位线对准人体正中冠状面。特殊情况下采用其他体位，如侧卧位及俯卧位。

3. **扫描范围** 从结肠脾曲上缘扫描至直肠末端。（图5-33）

4. **扫描基线** 以结肠脾曲上缘为准。

5. **扫描呼吸相** 深吸气后屏气曝光。

6. **扫描条件** 采用自动mA技术；矩阵512×512；显示野：根据患者体形大小设定，应包括全腹部皮肤，30～40cm。

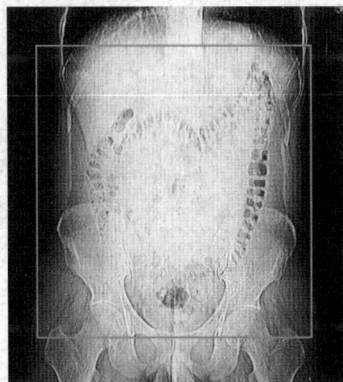

图5-33　结肠扫描范围

7. **重建层厚** 层厚3～5mm；间隔3～5mm。

8. **重建算法** 标准算法或软组织算法。

9. **窗技术** 软组织窗（W 200～350HU，C 30～50HU）。

（二）增强扫描

1. 扫描前准备同平扫，需签署知情同意书。

2. 对比剂注射总量，按每千克体重300～450mg碘计算，补充盐水量：15～20ml。

3. 对比剂注射流率：2.5～3.5ml/s。

4. 注射对比剂后开始扫描时间：动脉期25～30秒（64层以上CT为30～35秒），静脉期55～60秒（64层以上CT为65～70秒）。必要时可以延迟扫描，如有特殊情况，酌情处理。

5. 后处理方法：冠状、矢状和轴位重组。

6. 注意事项：直肠病变的患者可采取俯卧位扫描。行轴位、冠状位、矢状位多平面重组，仿真内窥镜重组。

7. 检查结束后，观察30分钟，患者无不适方可离开，若病情允许，嘱患者多饮水，以利于对比剂排泄。

十二、腹部血管

（一）腹部血管CT成像

1. **扫描前准备** 患者检查前至少禁食4小时，不需禁水，签署知情同意书。可以进食的患者扫描前30分钟口服清水500ml，30分钟后再口服500ml，然后开始扫描。嘱患者去除检查部位金属等异物。训练患者呼吸及屏气。

2. **扫描体位** 常规仰卧位，头先进，两臂上举抱头，腹部正中矢状面垂直于检查床平面并与检查床长轴的中线重合，侧面定位线对准人体正中冠状面。特殊情况下采用其他体位，如侧卧位及俯卧位。

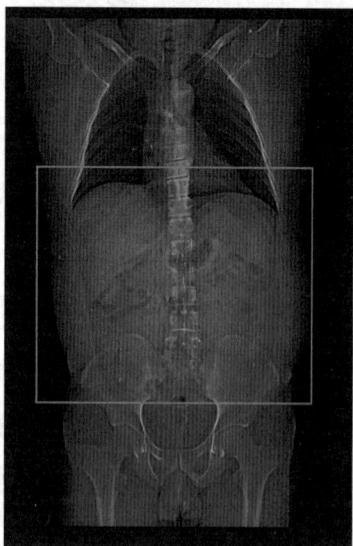

图 5-34 腹主动脉扫描范围

3. **扫描范围（依扫描目的而定）** 腹主动脉：从膈肌上缘扫描至髂总动脉；肾动脉：从肝门至肾下极。（图5-34）

4. **扫描基线** 依扫描目的而定。

5. **扫描呼吸相** 深吸气后屏气曝光。

6. **扫描条件** 采用自动mA技术；管电压依据患者BMI设置或自动管电压技术，采用迭代重建时可适当降低管电压；矩阵512×512；显示野：根据患者体形大小设定，应包全腹部皮肤，30～40cm。

7. **重建层厚** 层厚≤1mm间隔≤0.7mm，重叠重建。

8. **重建算法** 标准算法或软组织算法。

9. **窗技术**　软组织窗（W 200～350HU，C 30～50HU）。

10. **增强条件**　对比剂注射总量：按每千克体重300～450mg碘计算，补充盐水量40～50ml；对比剂注射流率：4～5ml/s；注射对比剂后开始扫描时间：使用对比剂智能跟踪技术，感兴趣区依扫描目的而定，阈值100～150HU。

11. **后处理方法**　多平面重组、最大密度投影和容积再现，其中多平面重组中要求测量双肾动脉、腹腔干、肠系膜上动脉内径和动脉瘤或夹层的相关数据；如为大范围3D，则应有上述部位和病变处的小视野多平面重组像。

12. **注意事项**　扫描前应先问患者一周内是否做过钡餐检查，如做过，应清腹后或排空后再行检查。患者上检查床前，应训练其深呼吸后屏气。去掉身上含有金属的物品。

13. **检查结束**　观察30分钟，患者无不适方可离开，若病情允许，嘱患者多饮水，以利于对比剂排泄。

第五节　骨关节CT检查技术

一、脊柱

（一）椎间盘CT常规检查

1. **扫描前准备**　去除被检者扫描区域体表所有金属等异物。

2. **扫描体位**　仰卧位，身体置于床面中间，颈椎扫描需两臂向足侧下沉，腰椎检查时，建议垫高腿部屈膝。

3. **扫描范围**　以椎间隙为中心，包括上下位终板。按临床要求扫描相应椎间隙（图5-35、5-36）。

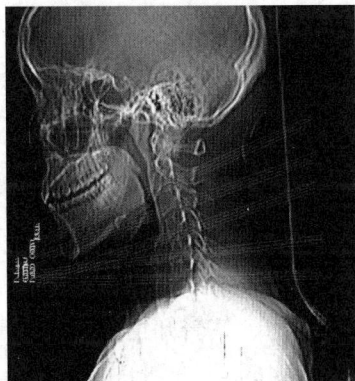

图 5-35　颈椎间盘扫描范围

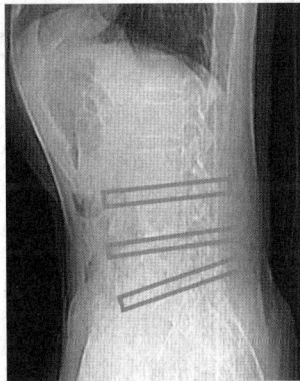

图 5-36　腰椎间盘扫描范围

4. **扫描基线**　平行于该椎间隙的中心线。

5. **扫描方式**　横轴位非螺旋连续扫描。

6. **层厚/层间距**　≤2.5mm连续扫描。

7. **重建算法**　软组织算法。

8. **照片要求**　软组织窗及骨窗，需包含定位像及定位线。

（二）椎体CT常规检查

1. **扫描前准备**　去除被检者扫描区域的所有体表金属等异物。

需要做增强扫描时，检查前禁食4小时，不需禁水，签署知情同意书。建议用高压注射器经上肢静脉注射含碘对比剂，注射流率2～4ml/s，总量80～100ml，注射开始后60～70秒启动扫描。检查结束后，观察30分钟，患者无不适方可离开，若病情允许，嘱患者多饮水，以利于对比剂排泄。

2. **扫描体位**　仰卧位，身体置于床面中间，颈椎扫描需两臂向足侧下沉，腰椎检查时，建议垫高腿部屈膝。

3. **扫描范围**　按临床要求扫描相应椎体（图5-37、5-38）。

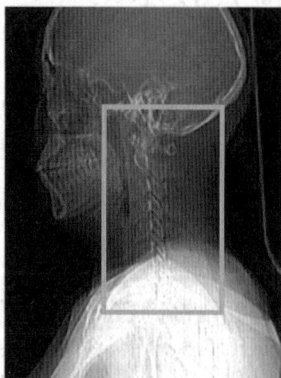

图5-37　颈椎椎体扫描范围　　　　　图5-38　腰椎椎体扫描范围

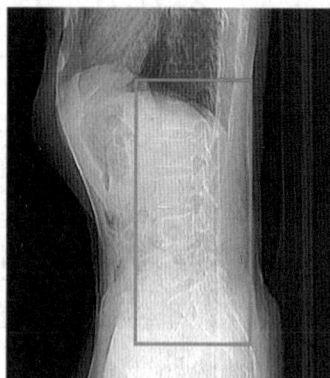

4. **扫描基线**　平行于椎体上下缘。

5. **扫描方式**　横轴位非螺旋连续扫描。

6. **层厚和层间距**　≤2mm，连续扫描。

7. **重建算法**　骨算法，观察骨组织和骨小梁；软组织算法，观察软组织。

8. **照片要求**　骨窗和软组织窗，需包含定位像及定位线。

（三）脊柱CT三维检查

1. **扫描前准备**　去除被检者扫描区域体表所有金属等异物。

需要做增强扫描时，检查前禁食4小时，不需禁水，签署知情同意书。建议用高压注射器经上肢静脉注射含碘对比剂，注射流率2～4ml/s，总量80～100ml，注射开始后60～70秒启动扫描。检查结束后，观察30分钟，患者无不适方可离开，若病情允许，嘱患者多饮水，以利于对比剂排泄。

2. **扫描体位** 仰卧位，身体置于床面中间，颈椎扫描需两臂向足侧下沉，腰椎检查时，建议垫高腿部。

3. **扫描范围** 包全临床要求扫描区域。

4. **扫描基线** 垂直于扫描区域脊柱长轴。

5. **扫描方式** 螺旋扫描方式，螺距≤1.0。

6. **图像后处理所用横断面图像层厚** ≤1.5mm。

7. **重建间隔** 50%。

8. **重建算法** 骨算法和软组织算法。

9. **图像后处理** 横断面多平面重组层厚≤2mm，冠状面及矢状面多平面重组层厚≤2mm。椎间盘横轴位重组需平行于椎间盘，层厚≤2mm。三维容积再现（VR）。

10. **照片要求** 骨窗和软组织窗。三维容积再现需多角度旋转。需包含定位像及定位线。

二、四肢骨与关节

（一）常规检查

1. **扫描前准备** 去除被检者扫描区域体表所有金属等异物。

2. **扫描体位** 仰卧位，将扫描区域置于床面中间，一般行单侧检查；必要时可包含双侧，以便于对比。

3. **扫描范围** 应包全相应关节及临床要求扫描之骨骼区域。扫描时，建议包括邻近的关节（图5-39）。

4. **扫描基线** 垂直于扫描区域骨的长轴方向。

5. **扫描方式** 非螺旋扫描方式，轴位连续扫描。

6. **扫描层厚和层间距** ≤2mm，连续扫描。

7. **重建算法** 观察骨结构用骨算法，观察软组织用软组织算法。

8. **照片要求** 骨窗和软组织窗，需包含定位像及定位线。

9. **增强检查** 增强扫描检查前禁食4小时，不需禁水，签署知情同意书。建议用高压注射器经上肢静脉注射含碘对比剂，注射流率2~4ml/s，总量80~100ml，注射开始后60~70秒启动扫描。检查结束后，观察30分钟，患者无不适方可离开，若病情允许，嘱患者多饮水，以利于对比剂排泄。

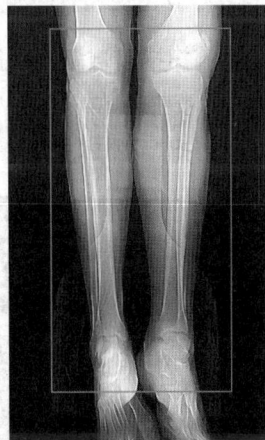

图5-39 胫腓骨扫描范围

（二）三维扫描

1. **扫描前准备** 去除被检者扫描区域体表所有金属等异物。

2. **扫描体位** 仰卧位，将需扫描区域置于床面中间。一般行单侧检查；必要时可包含双侧，以便于对比。

3. **扫描范围** 包全临床要求扫描区域，并至少包括一个关节。

4. **扫描基线** 垂直于扫描区域骨关节的长轴方向。

5. **扫描方式** 螺旋扫描方式，螺距≤1.0。

6. **图像后处理所用横断面图像层厚** ≤1.5mm。

7. **重建间隔** 50%。

8. **重建算法** 观察骨组织用骨算法，观察软组织用软组织算法。

9. **图像后处理** 横断面多平面重组层厚≤2mm，冠状面、矢状面或斜面多平面重组，层厚≤2mm。容积再现。

10. **照片要求** 骨窗和软组织窗。容积再现图像需多角度旋转。需包含定位像和定位线。

11. **增强扫描** 增强扫描检查前禁食4小时，不需禁水，签署知情同意书。建议用高压注射器经上肢静脉注射含碘对比剂，注射流率2~4ml/s，总量80~100ml，注射开始后60~70秒启动扫描。检查结束后，观察30分钟，患者无不适方可离开，若病情允许，嘱患者多饮水，以利于对比剂排泄。

三、骨盆

（一）常规检查

1. **扫描前准备** 去除被检者扫描区域体表所有金属等异物。

2. **扫描体位** 仰卧位，将需扫描区域置于床面中间。

3. **扫描范围** 上界在两侧髂嵴连线，下界在坐骨下缘（图5-40）。

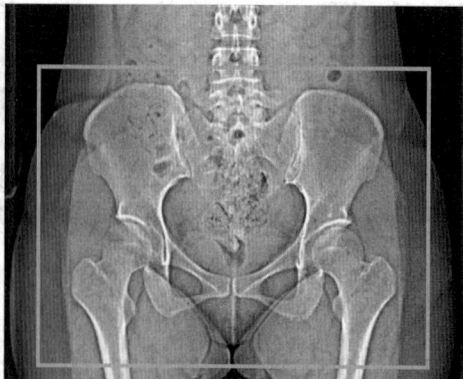

图 5-40 骨盆扫描范围

4. **扫描基线** 平行于两侧髂嵴连线，双侧对称。

5. **扫描方式** 横轴位非螺旋连续扫描。

6. **层厚和层间距** ≤2.5mm，连续扫描。

7. **重建算法** 观察骨组织用骨算法，观察软组织用软组织算法。

8. **照片要求** 骨窗和软组织窗。需包含定位像及定位线。

9. **增强扫描** 增强扫描检查前禁食4小时，不需禁水，签署知情同意书。建议用高压注射器经上肢静脉注射含碘对比剂，注射流率2~4ml/s，总量80~100ml，注射开始后60~70秒启动扫描。检查结束后，观察20分钟，患者无不适方可离开，若病情允许，嘱患者多饮水，以利于对比剂排泄。

（二）三维扫描

1. **扫描前准备** 去除被检者扫描区域体表所有金属等异物。

2. **扫描体位** 仰卧位，将需扫描区域置于床面中间。

3. **扫描范围** 上界为两侧髂嵴连线，下界为坐骨下缘。

4. **扫描基线** 平行于两侧髂嵴连线。

5. **扫描方式** 螺旋扫描方式，螺距≤1.0。

6. **图像后处理所用横断面图像层厚** ≤1.5mm。

7. **重建间隔** 50%。

8. **重建算法** 观察骨组织用骨算法，观察软组织用软组织算法。

9. **图像后处理** 横断面多平面重组层厚≤2.5mm，冠状面及矢状面多平面重组层厚≤2mm。容积再现。

10. **照片要求** 骨窗和软组织窗。需包含定位像及定位线。容积再现像需多角度旋转。

11. **增强扫描** 增强扫描检查前禁食4小时，不需禁水，签署知情同意书。建议用高压注射器经上肢静脉注射含碘对比剂，注射流率2~4ml/s，总量80~100ml，注射开始后60~70秒启动扫描。检查结束后，观察30分钟，患者无不适方可离开，若病情允许，嘱患者多饮水，以利于对比剂排泄。

四、骶髂关节

（一）常规检查

1. **扫描前准备** 去除被检者扫描区域体表所有金属等异物。

2. **扫描体位** 仰卧位，将需扫描区域置于床面中间。

3. **扫描范围** 上界在双侧骶髂关节上缘连线，下界在双侧骶髂关节下缘连线以下（图5-41）。

4. **扫描基线** 平行于两侧髂嵴连线。

5. **扫描方式** 横轴位非螺旋连续扫描。

6. **层厚和层间距** ≤2mm，连续扫描。

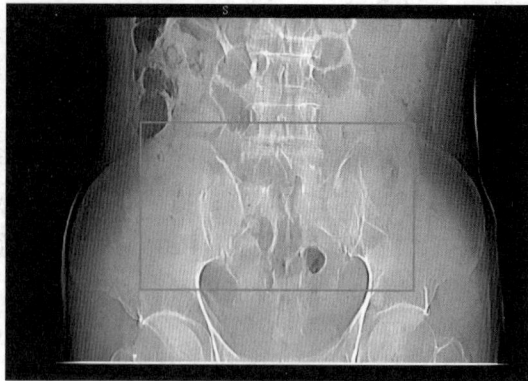

图 5-41　骶髂关节扫描范围

7. **重建算法**　骨算法和软组织算法（必要时）。

8. **照片要求**　骨窗和软组织窗（必要时）。需包含定位像及定位线。

9. **增强扫描**　增强扫描检查前禁食4小时，不需禁水，签署知情同意书。建议用高压注射器经上肢静脉注射含碘对比剂，注射流率2～4ml/s，总量80～100ml，注射开始后60～70秒启动扫描。检查结束后，观察30分钟，患者无不适方可离开，若病情允许，嘱患者多饮水，以利于对比剂排泄。

（二）三维扫描

1. **扫描前准备**　去除被检者扫描区域体表所有金属等异物。

2. **扫描体位**　仰卧位，将需扫描区域置于床面中间，双侧对称。

3. **扫描范围**　上界在双侧骶髂关节上缘，下界在双侧骶髂关节下缘连线下方。

4. **扫描基线**　平行于两侧髂嵴连线。

5. **扫描方式**　螺旋扫描方式，螺距≤1.0。

6. **图像后处理所用横断面图像层厚**　≤1.5mm。

7. **重建间隔**　50%。

8. **重建算法**　软组织算法及骨算法。

9. **图像后处理**　横断面多平面重组层厚≤2.5mm，冠状面及矢状面多平面重组层厚≤2mm。容积再现。

10. **照片要求**　骨窗和软组织窗。容积再现像需多角度旋转。需包含定位像及定位线。

11. **增强扫描**　增强扫描检查前禁食4小时，不需禁水，签署知情同意书。建议用高压注射器经上肢静脉注射含碘对比剂，注射流率2～4ml/s，总量80～100ml，注射开始后60～70秒启动扫描。检查结束后，观察30分钟，患者无不适方可离开，若病情允许，嘱患者多饮水，以利于对比剂排泄。

五、四肢血管

（一）上肢动脉

1. **扫描前准备** 去除被检者扫描区域体表所有金属等异物。检查前禁食4小时，不需禁水，签署知情同意书。

2. **对比剂使用** 建议用高压注射器经对侧上肢或足部静脉注射含碘对比剂，及后续注入50ml生理盐水。注射流率3～4ml/s，总量80～100ml。注射开始后23～25秒启动扫描。最好采用对比剂智能跟踪技术，监测层面选择主动脉弓层面，感兴趣区（ROI）预置于主动脉弓，触发阈值为100～150HU。检查结束后，观察30分钟，患者无不适方可离开，若病情允许，嘱患者多饮水，以利于对比剂排泄。

3. **扫描体位** 仰卧位，双手上举，无法上举者将双臂置于身体两侧，掌心朝上。

4. **扫描范围** 双手上举时，由主动脉弓扫描至指尖；双臂置于身体两侧时，上界包全肩部软组织，下界包全手指。

5. **扫描基线** 垂直于目标侧肱骨长轴（图5-42）。

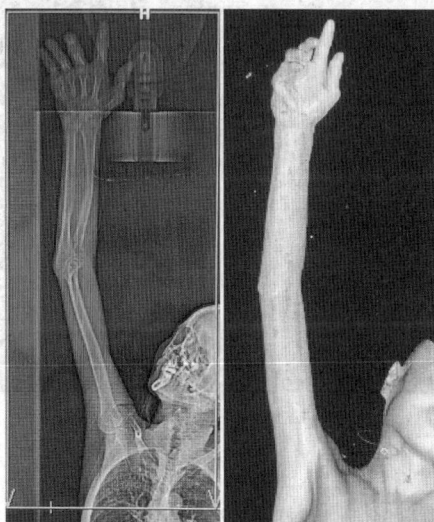

图 5-42　上肢扫描范围

6. **扫描方式** 螺旋扫描方式。

7. **图像后处理所用横断面图像层厚** ≤1.5mm。

8. **重建间隔** 50%。

9. **重建算法** 软组织算法或标准算法。

10. **图像后处理** 多平面重组层厚≤2mm，观察动脉横断面。血管容积再现、最大密度投影、曲面重建观察动脉全长。

11. 照片要求 横断面层厚 5mm 摄片。容积再现、最大密度投影、曲面重建,其中容积再现像需多角度旋转。

(二)下肢动脉

1. 扫描前准备 去除被检者扫描区域体表所有金属等异物。检查前禁食 4 小时,不需禁水,签署知情同意书。

2. 对比剂应用 建议用高压注射器经上肢静脉注射含碘对比剂,及后续注入 50ml 生理盐水。注射流率 3～4ml/s,总量 80～100ml,注射开始后 30～35 秒启动扫描。最好采用对比剂智能跟踪技术,监测层面选择腹主动脉髂动脉分叉以上层面,ROI 预置于腹主动脉,触发阈值为 100～150HU。检查结束后,观察 30 分钟,患者无不适方可离开,若病情允许,嘱患者多饮水,以利于对比剂排泄。

3. 扫描体位 仰卧位,将扫描区域尽量置于床面中间。

4. 扫描范围 上界包全髂总动脉分叉,下界包全双侧脚趾(图 5-43)。

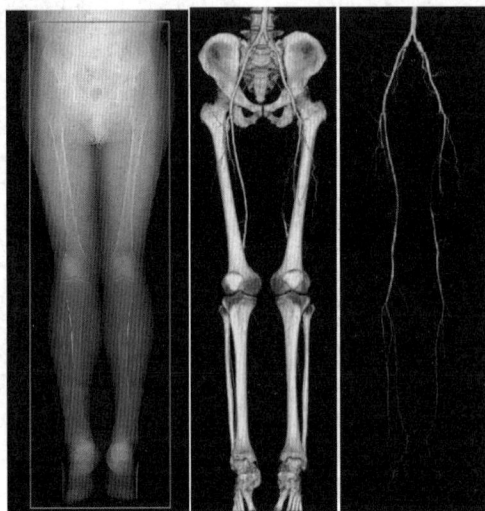

图 5-43 上肢扫描范围

5. 扫描基线 垂直于股骨长轴。

6. 扫描方式 螺旋扫描方式,推荐窄准直器宽度,确保全长扫描时间在 35～40 秒。

7. 图像后处理所用横断面图像层厚 ≤1.5mm。

8. 重建间隔 50%。

9. 重建算法 软组织算法或标准算法。

10. 图像后处理 层厚≤2mm 观察动脉横断面。血管容积再现、最大密度投影、曲面重建观察动脉全长。

11. 照片要求 横断面层厚 5mm 摄片,容积再现、最大密度投影、曲面重建,其中容积再现像需多角度旋转。

（三）上肢深静脉

1.**扫描前准备** 去除被检者扫描区域体表所有金属等异物。检查前禁食4小时，不需禁水，签署知情同意书。

2.**对比剂应用** 建议用高压注射器经对侧上肢或足部静脉注射含碘对比剂及后续注入30ml生理盐水。注射流率3~4ml/s，含碘对比剂总量80~100ml，注射开始后60~90秒启动扫描。检查结束后，观察30分钟，患者无不适方可离开，若病情允许，嘱患者多饮水，以利于对比剂排泄。

3.**扫描体位** 扫描体位：仰卧位，双手上举，无法上举者将双臂置于身体两侧，掌心朝上。

4.**扫描范围** 上界包全肩部软组织，下界包全手指。

5.**扫描基线** 垂直于目标侧肱骨长轴。

6.**扫描方式** 螺旋扫描方式。

7.**图像后处理所用横断面图像层厚** ≤1.5mm。

8.**重建间隔** 50%。

9.**重建算法** 软组织算法或标准算法。

10.**图像后处理** 层厚2mm观察静脉横断面。曲面重建观察静脉全长。

11.**照片要求** 横断面层厚5mm摄片。曲面重建。

（四）下肢深静脉

1.**扫描前准备** 去除被检者扫描区域体表所有金属等异物。检查前禁食4小时，不需禁水，签署知情同意书。

2.**对比剂应用** 建议用高压注射器经上肢注射含碘对比剂及后续注入30ml生理盐水冲管。注射流率3~4ml/s，含碘对比剂总量80~100ml，注射开始后150~180秒启动扫描。检查结束后，观察30分钟，患者无不适方可离开，若病情允许，嘱患者多饮水，以利于对比剂排泄。

3.**扫描体位** 仰卧位，将需扫描区域尽量置于床面中间。

4.**扫描范围** 上界自两侧髂嵴连线，下界包全双侧脚趾。

5.**扫描基线** 垂直于目标股骨长轴。

6.**扫描方式** 螺旋扫描方式。

7.**图像后处理所用横断面图像层厚** ≤1.5mm。

8.**重建间隔** 50%。

9.**重建算法** 软组织算法或标准算法。

10.**图像后处理** 层厚2~5mm观察静脉横断面。曲面重建观察静脉全长。

11.**照片要求** 横断面层厚5mm摄片。曲面重建。

第六节　儿童 CT 检查技术

一、特殊要求

（一）正当性判断

1. 儿童CT检查的正当性判断应比成人更加谨慎，临床适应证更严格，逐例评估收益-风险比。

2. 在严重外伤等紧急情况下，对儿童实施CT检查具有正当性。在条件许可的情况下，儿童的影像检查应优先考虑使用无电离辐射的超声或磁共振成像等方法。

3. 儿童心脏大血管CT成像较心导管造影更具正当性。

4. 不使用CT对儿童的疾病进展进行连续监测或健康筛查。

（二）扫描前准备

1. 详细了解患儿病史，获取既往检查的影像资料。

2. 婴儿检查前采取喂食与襁褓束缚的方式来减少运动。提供儿童主题装饰、音乐、玩具、数数以及与父母保持语音通话的方式，分散幼儿注意力，安抚恐慌焦虑情绪，取得患儿的配合。

3. 必要时予以镇静或麻醉。设备条件允许时采用双源CT大螺距扫描或超宽探测器采集，以及尽可能进行不注射对比剂的平扫，可减少对镇静或麻醉的需求。

4. 远离扫描部位的辐射敏感器官采用铅制围裙、眼镜、围脖等防护用具遮盖，尽可能予以包裹。

5. 备齐儿童不同年龄段适用的复苏囊、喉镜等抢救用物型号。

（三）扫描方案优化

1. 为不同分组的儿童定制各检查部位的儿童专用扫描协议，最合理的分组依据为受检部位体厚，其次为患儿体重，前两者信息不易获得时根据患儿年龄分组。

2. 根据临床指征或检查目的进行个性化的扫描参数优化，在满足诊断需求前提下尽可能降低患儿辐射剂量。

3. 为获得一致的图像质量，不同厂家甚至同一厂家不同型号的CT应定制不同的扫描协议。

二、检查过程

（一）扫描体位

1. 使用安全绑带将儿童固定于检查床。

2.儿童胸腹部检查两臂无法上举抱头时，伸直上肢置于身体两侧。

3.常规仰卧位，根据检查及静脉穿刺部位选择头先进或足先进。

4.不能配合呼吸的患儿进行肺部双期相扫描时，取侧卧位，贴紧检查床的一侧表现为呼气相，另一侧为吸气相。

5.检查部位置于机架旋转中心。

（二）定位扫描

1.80～100kV，正位定位扫描时，球管置于检查床下。

2.定位扫描范围限制目标检查部位。

（三）扫描范围

1.严格限制扫描范围在目标检查区域，避免邻近辐射敏感器官受到不必要的照射。

2.颅脑检查以听眦上线为基线进行非螺旋扫描，范围从枕骨大孔至颅顶，减少眼晶状体受照辐射。

3.腹部扫描范围从膈顶至髂骨嵴，非必要不进行盆部扫描，避免生殖腺受照。

4.胸部扫描从肺尖至肺底，避免甲状腺受照。在肺部吸气相图像上发现气道病变，呼气相在肺尖、气管隆突和肺底三个区域采用非螺旋方式各扫描一层即可。对于肺部弥漫性气道病变与间质性病变的CT随访，仅作前述三个层面低剂量平扫。

（四）扫描方式

1.颅脑扫描常规采用非螺旋方式，胸腹部、颌面部、脊柱、骨关节扫描采用螺旋方式。

2.心脏大血管成像在患儿能配合呼吸及无需评估心功能时，采用前瞻性心电门控非螺旋扫描，其他情况下采用回顾性心电门控螺旋扫描。

3.具备双源大螺距扫描和超宽探测器非螺旋扫描性能时，优先使用该扫描方式。超宽探测器非螺旋扫描适用于头颈部检查、单个关节以及体重＜10kg的儿童胸部或腹部检查，也用于动态成像和全脏器灌注成像。

（五）扫描方式

1.**探测器宽度**　16层及以下CT，选用设备允许最多的有效探测器排数，以减少无效线束；64层及以上CT，选用探测器排数不超过32，以减少"过扫描"射线。

2.**采集层厚**　64层及以上CT，采集层厚使用设备允许最薄层厚0.5～0.625mm。64层以下CT，腹部常规扫描采集层厚1.2～1.5mm，观察肾上腺、胰腺病变以及婴儿体重＜15kg时，使用设备允许最薄层厚。

3.**曝光时间**　采用设备允许的机架每旋转1周的最短曝光时间，以减少患儿移动和呼吸运动所致的伪影。

4.**管电流量**　颅脑常规扫描采用固定管电流。胸腹部扫描采用自动管电流调制，不同分组儿童扫描协议分别设定合适的参考mAs或噪声水平。同时结合临床指征和检查目的，在常规检查协议基础上合理调整管电流量。在观察胸廓畸形、泌尿系结石、了解骨性结构大致空间关系以及评估脑积水等情况时，可采用更低mAs。

5. **管电压** 婴儿检查为80kV，普通体型幼儿平扫为100kV。降低管电压有利于提高骨组织和碘对比剂的信噪比，同时应适当增加mAs以补偿图像噪声的增加。体重低于60kg的幼儿胸腹部增强扫描与血管成像，管电压为80kV。设备允许时，根据检查目的运用智能管电压选择。充分利用高低管电压的双能量成像，拓展CT的临床应用：获得虚拟平扫图像以降低受检患儿总的辐射剂量，生成高的虚拟单能量图像减轻或消除金属伪影，生成低的虚拟单能量图像增加碘的信噪比（可用于改善静脉成像效果或降低对比剂用量）、尿酸盐结石检测以及肺栓塞灌注成像等。

6. **螺距** 一般为1.0~1.5，64层及以上CT螺距不超过1.2，大于3的高螺距只在双源CT中应用。

（六）重建参数

1. **重建层厚** 颅脑常规检查重建层厚为5mm，颅脑低剂量扫描评估脑积水时，重建层厚为10mm。胸腹部常规检查重建层厚为3mm。观察骨质和肺间质，以及需行二维与三位等后处理时，重建层厚设为设备允许最薄。

2. **重建算法** 一般采用较成人低一个等级的重建算法（卷积核），设备允许时使用儿童专用的重建算法。观察软组织采用标准算法，观察骨质和肺间质采用高分辨算法。低剂量扫描、血管成像以及行容积再现重组处理时，采用较低等级的软组织算法。

3. **重建视野** 根据儿童受检部位的尺寸手动或自动调整重建视野。

4. **重建方法** 设备条件允许时，使用迭代重建方法取代卷积反投影重建，在不增加图像噪声的情况下可降低曝光剂量，或者在低剂量扫描条件下，降低噪声改善图像质量。

（七）增强扫描

1. **碘对比剂注射方案** 颅脑检查对比剂总碘量300mg/kg，允许手推注射。胸部检查用量450mg/kg，腹部和血管检查用量600mg/kg。使用低管电压、大螺距及超宽探测器技术时，可适当减少碘对比剂的用量。注射速率根据患儿静脉通路情况和延时时间而定。追加15~20ml 0.9%氯化钠注射液冲管。

2. **延时时间** 碘对比剂注射结束后启动扫描，一般胸部为20~30秒，腹部为40~50秒。

3. **扫描期相** 选择合适的延时时间，单期扫描获得动静脉同时显影的期相，一般不进行延迟扫描。增强扫描能满足诊断情况下，可不做平扫。具备双能量成像功能时，增强后的数据经过重建可获得虚拟平扫。CT血管成像检查不做增强前用作"蒙片"的平扫，利用双能量减影或智能后处理功能去除骨组织干扰。

三、辐射剂量与注意事项

（一）辐射剂量管理

1. 优化儿童CT扫描协议，记录在扫描范围内的平均剂量（CTDIvol）、完成一次CT扫描总的辐射剂量（dose length product，DLP），计算体型特异性剂量估算值，建立机构内儿童CT剂量参考水平。

2. 将国家或地区50%位数的剂量水平作为机构内CT辐射放化最优化的可达目标，进一步采取降低辐射剂量的有效行动。

3. 将儿童CT扫描个例的剂量指数与机构内剂量参考水平比对，有助于指导进一步降低辐射剂量或提高图像质量。

4. 采用不同的扫描方式应充分考虑对受检者采取不同的局部屏蔽措施来减少受检者的辐射剂量。

5. 儿童进行CT检查时，应对陪护家长进行放射防护，充分考虑到陪检者的站位并考虑陪检者所受剂量，具体的放射防护措施包括穿戴防辐射衣等。

（二）注意事项

1. 操作人员应充分了解各种技术因素对图像质量与成像效果的影响，综合考量权衡优劣，制定出最合理的儿童扫描方案。

2. 低龄儿童因缺乏脂肪，组织对比较低，诊断医师对图像噪声耐受差于大龄幼儿。

3. 低龄儿童体型多近似圆柱形，可能降低自动管电流调制技术的效率。

4. 胸腹部联合扫描使用自动管电流调制技术，根据腹部图像质量要求设定参考管电流。颌面颅脑联合扫描，可先行低剂量的全范围螺旋扫描，追加常规剂量的颅脑范围非螺旋扫描。

简答题

1. 请简述CT检查在颅脑病变中的临床应用。
2. 请简述CT检查在胸部病变中的临床应用。
3. 请简述CT检查在腹部病变中的临床应用。
4. 请简述CT检查在脊柱病变中的临床应用。
5. 请简述CT检查在四肢病变中的临床应用。

参考答案

书网融合……

小结

第六章　CT 断面解剖

第一节　头颅断面解剖

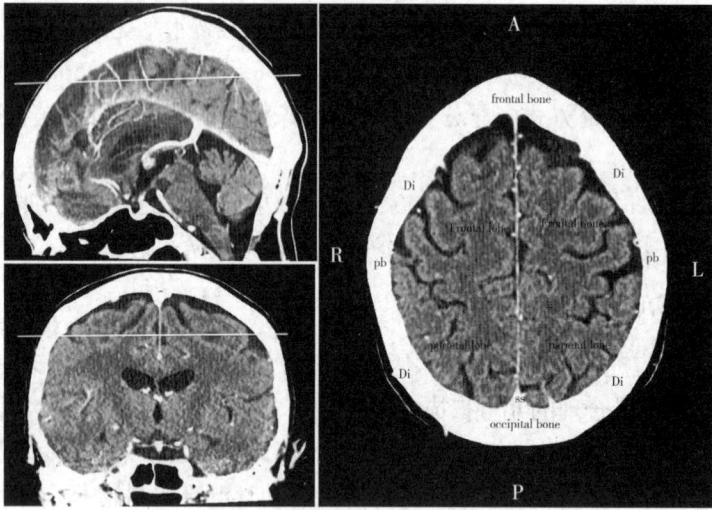

图 6-1　顶部大脑镰平面

Di. 颅骨；pb. 顶骨；fc. 大脑镰；ss. 上矢状窦

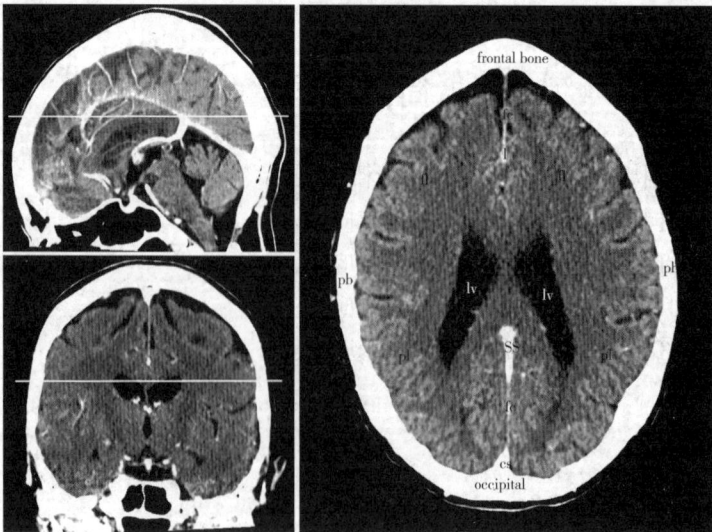

图 6-2　直窦平面

1.大脑前动脉；lv.左侧脑室；cs.上矢状窦；fl.额叶；pl.顶叶；pb.顶骨；fc.大脑镰；ss.窦

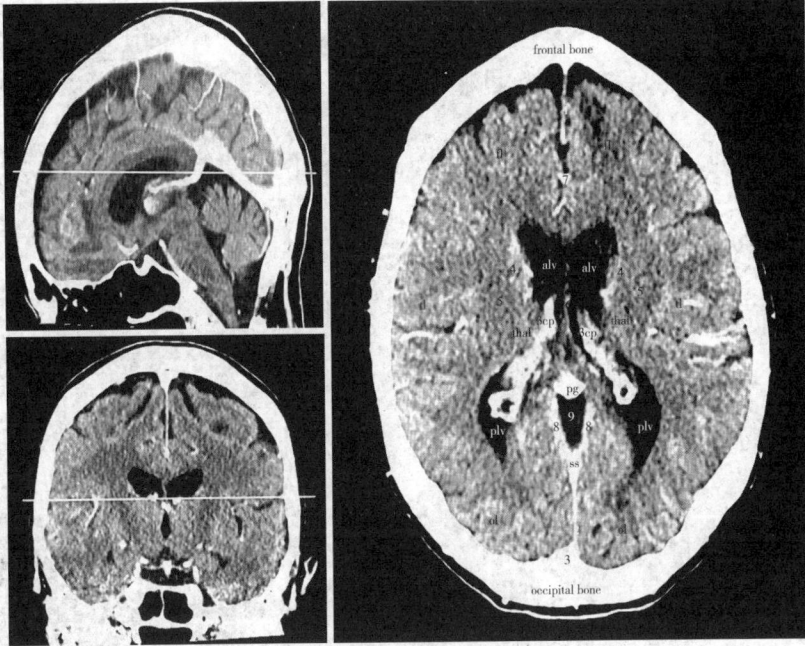

图 6-3 松果体平面

1~2.大脑镰；3.窦汇；4.尾状核的头部；5.豆状核；6.室间隔；7.大脑前动脉；8.小脑幕；9.小脑上池；PLV.侧脑室后角；thal.丘脑；Pg.松果体；fl.额叶；tl.颞叶；ol.左枕叶；3cp.第三脑室脉络丛；alv.侧脑室的前角；ss.直窦

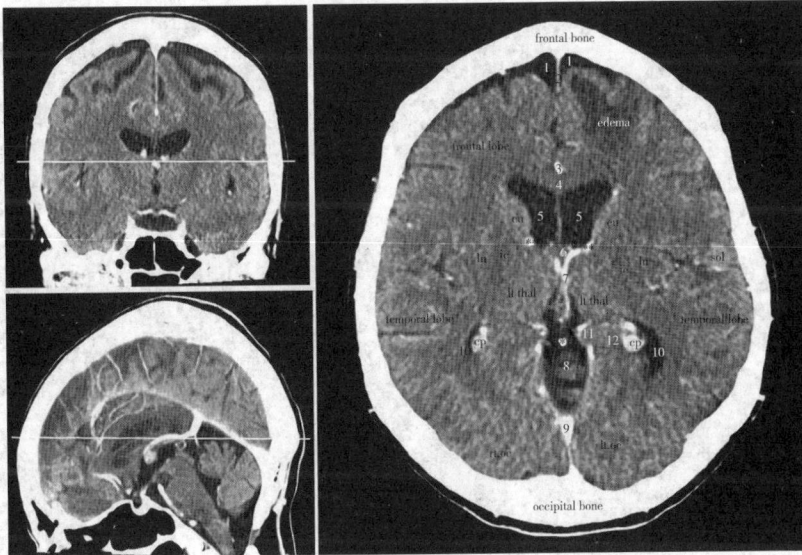

图 6-4 大脑大静脉平面

1.前旁池；2.大脑镰；3.大脑前动脉；4.胼胝体膝；5.前角侧脑室；6.穹窿；7.大脑内静脉；8.小脑上池；9.直窦；10.后角侧脑室；11.海马旁回；12.海马；IC.内囊；cu.尾状核头；ln.豆状核；cp.脉络膜丛；rt/lt oc.左/右枕叶；rt/lt thal.左/右丘脑；*.大脑大静脉；**.基底静脉；Sol.占位性病变

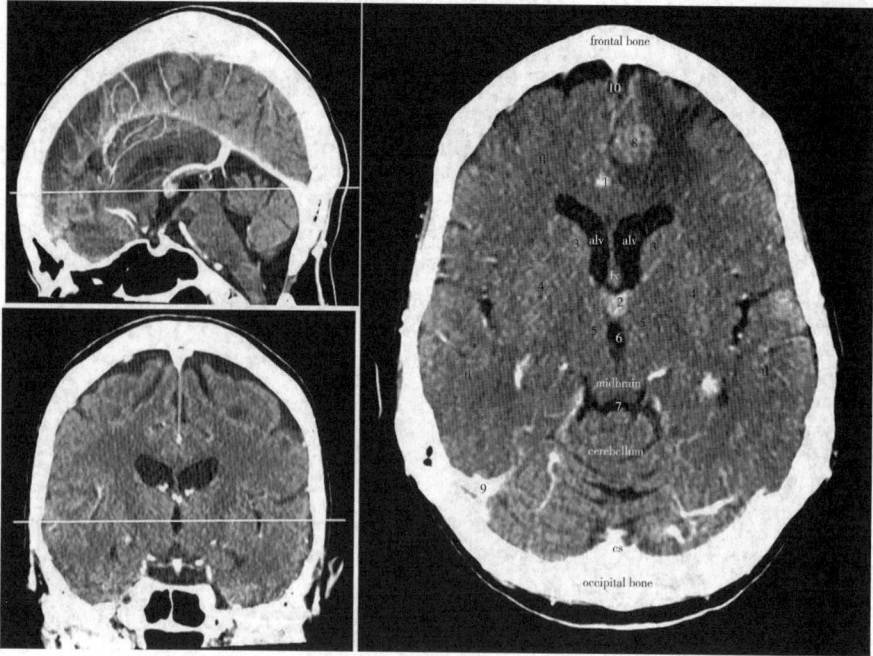

图 6-5　窦汇平面

1.大脑前动脉；2.第三脑室脉络丛；3.尾状核头；4.豆状核；5.丘脑；6.脚间池；7.四叠体池；8.占位性病变；9.岩窦；10.大脑镰；11.水肿；fl.额叶；fx.穹窿；cs.窦汇；alv.侧脑室前角；tl.颞叶；**.内囊

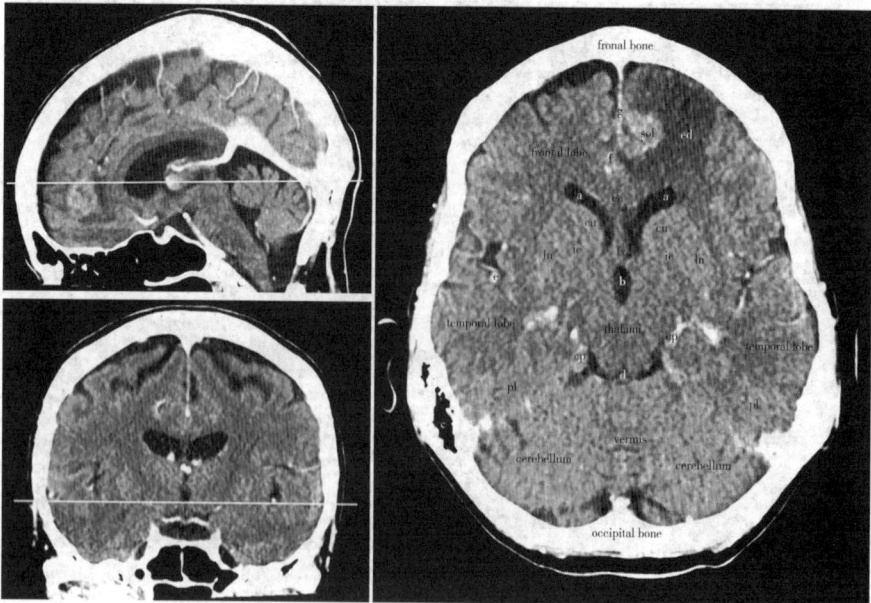

图 6-6　胼胝体膝平面

Sol.占位性病变（继发性转移灶）；ln.豆状核；c.乳突气房；ed.额叶水肿；fx.穹窿；d.四叠体池；co.胼胝体膝部；cp.脉络膜丛；e.大脑中动脉分支；cu.尾状核；a.侧脑室前角；f.大脑前动脉；ic.内囊；b.第三脑室；g.大脑镰

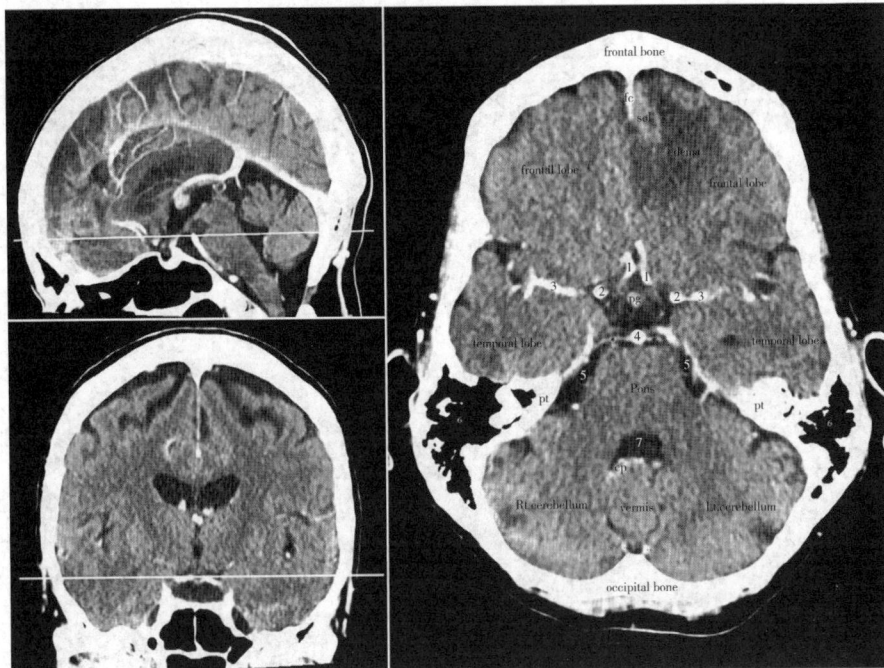

图6-7 桥前池基底动脉末端平面

1.大脑前动脉；2.颈内动脉；3.大脑中动脉；4.基底动脉；5.桥前池；6.鼓室；7.第四脑室；fc.大脑镰；sol.转移性占位病变；cp.脉络丛；pt.颞骨岩部；*.大脑后动脉

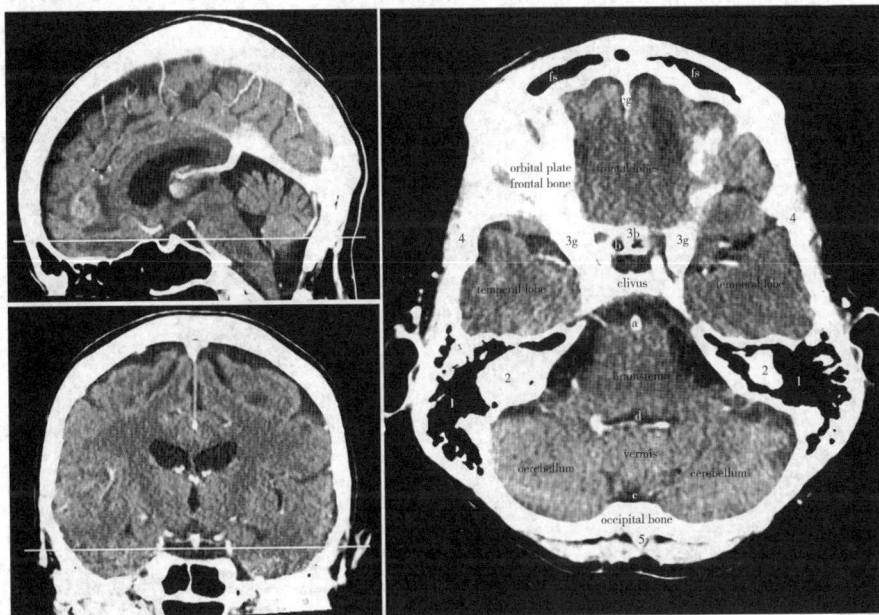

图6-8 枕骨外隆突平面

a.基底动脉；1.鼓室；2.颞骨岩部；3b.蝶骨体；b.蝶窦；3g.蝶骨大翼；c.枕大池；4.颞骨鳞部；d.第四脑室；5.枕外隆突；fs.额窦；cg.鸡冠（冠状棘）

93

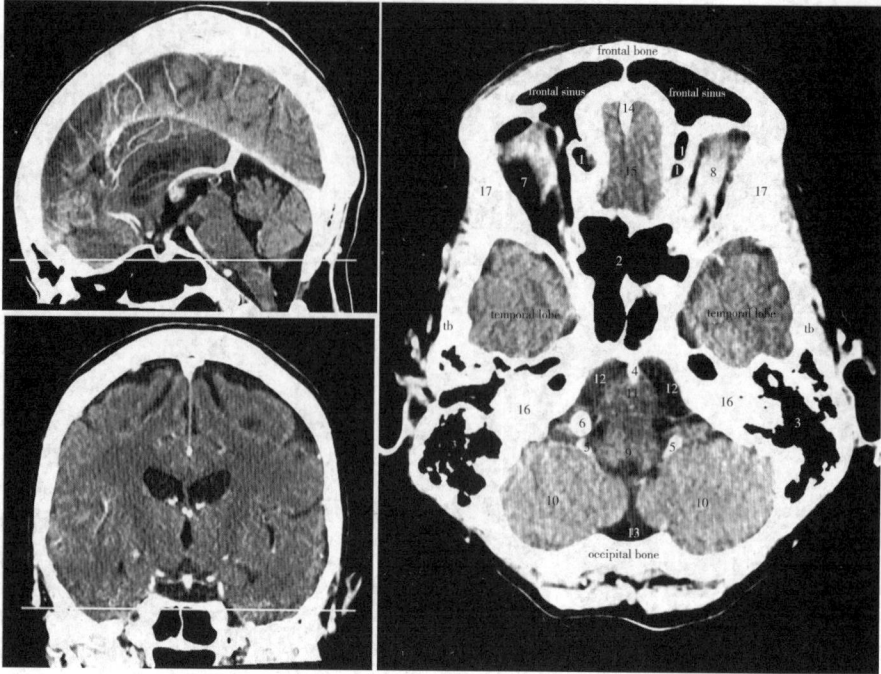

图 6-9　筛窦平面

1.筛窦；2.蝶窦；3.乳突气房；4.基底动脉；5.小脑后下动脉；6.椎动脉；7～8.眼眶内容物；9.小脑蚓；10.左/右小脑半球；11.桥脑下端；12.桥前池；13.枕大池；14.鸡冠；15.额叶；16.颞骨翼部；17.蝶骨大翼；tb.颞骨

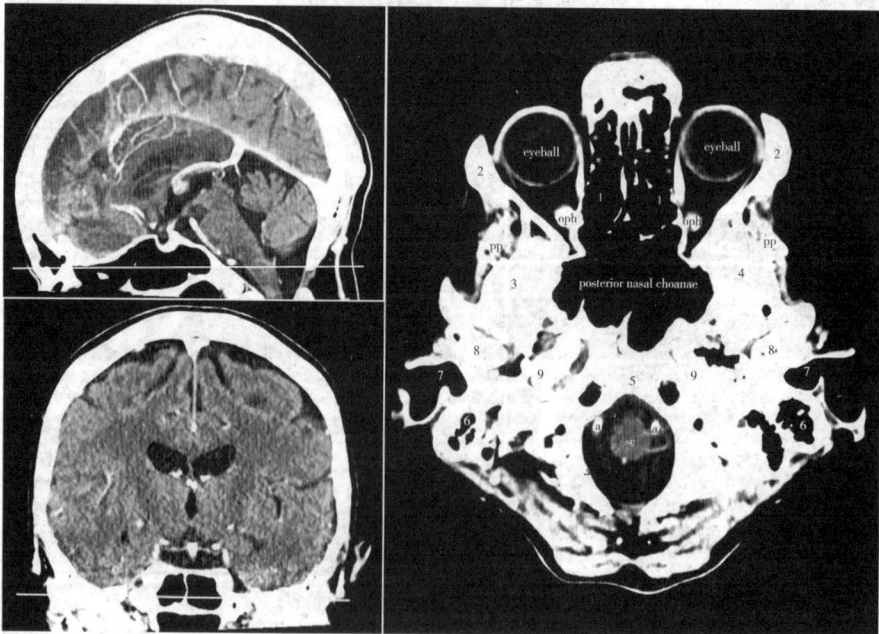

图 6-10　后鼻道平面

1.鼻腔；2.颧骨；3～4.颞骨；5.枕骨基底部；6.乳突气房；7.外耳道；8.下颌小头；9.颞骨岩部；a.椎动脉；sc.脊髓；oph.眼动脉；**.筛孔；PP.翼突静脉丛

第二节 颈部断面解剖

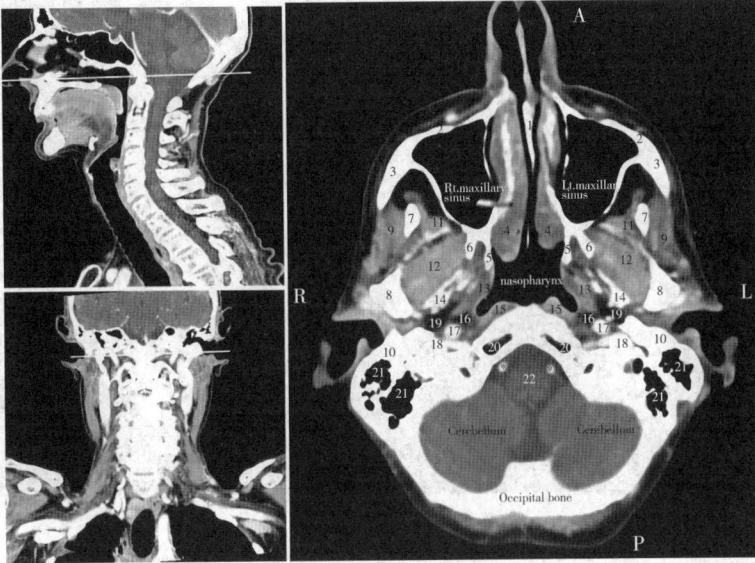

图 6-11 下颌骨髁突平面

1.梨骨；2.颧骨的上颌突；3.颧骨颞突；4.下鼻甲；5.翼状内侧板；6.外侧翼状骨板；7.下颌骨冠突；8.下颌骨髁突；9.咬肌；10.乳突；11.颞肌；12.外侧翼状肌；13.翼状内侧肌；14.翼状静脉丛；15.椎前肌；16.咽鼓管；17.颈内动脉；18.颈内静脉；19.耳道；20.髁突管；21.乳突气房；22.延髓；**.椎动脉；Lt.maxillary sinus.左侧上颌窦

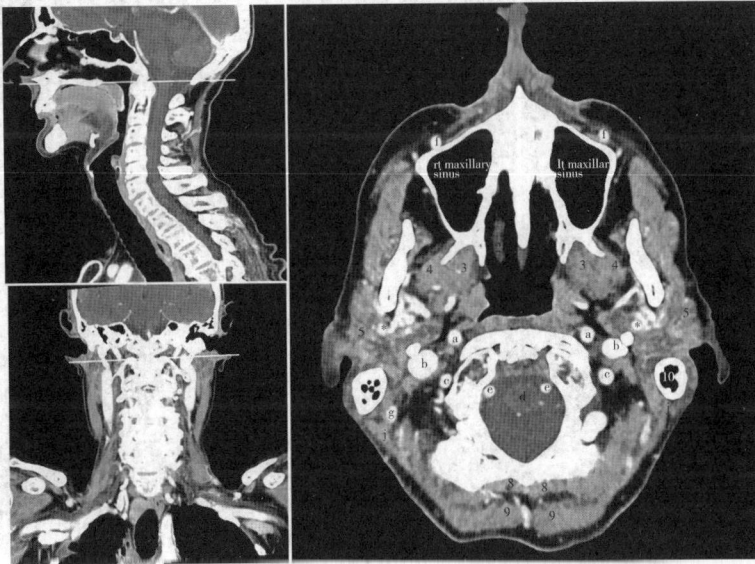

图 6-12 下鼻甲平面

2.下鼻甲；3.翼状肌内侧肌；4.翼状肌外侧肌；5.腮腺；8.头后小直肌；9.头半棘肌；10.乳突气房；**.下颌后静脉；a.颈内动脉；b.颈内静脉；c.枕下静脉丛；d.脊髓；e.椎动脉；f.面部静脉；g.枕下静脉；j.头夹肌

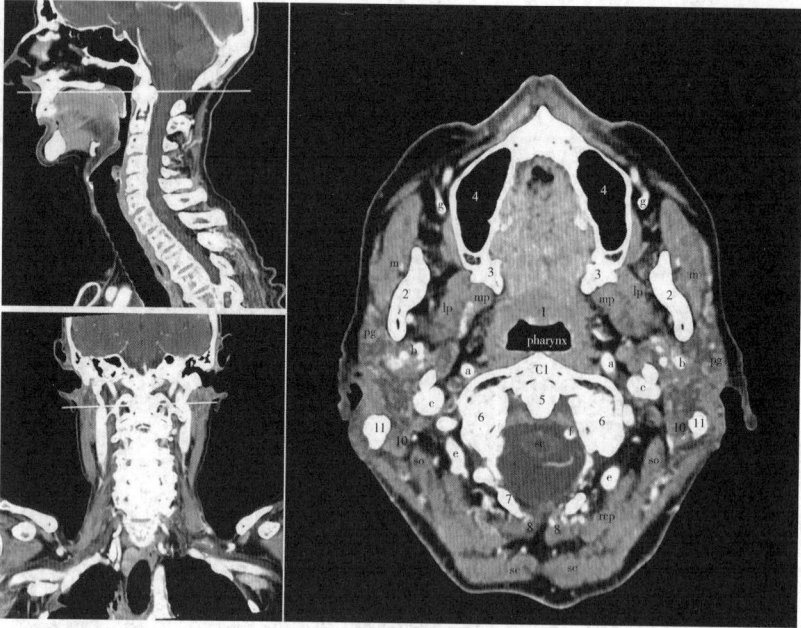

图 6-13　第一颈椎平面

1.悬雍垂肌；2.下颌骨分支；3.翼状突；4.上颌窦；5.齿状突；6.外侧寰枢关节；7.C1 后弓；8.头后小直肌；10.二腹肌后腹；11.乳突；a.颈内静脉；b.下颌后静脉；c.颈内静脉；d.椎静脉；e.枕下静脉丛；f.椎动脉；g.面静脉；m.咬肌；lp.翼外突；mp.翼内突；rcp.头后大直肌；pg.腮腺；so.头上斜肌；sc. semispinalis capitis 头半棘肌；sc. spinal cord.脊髓

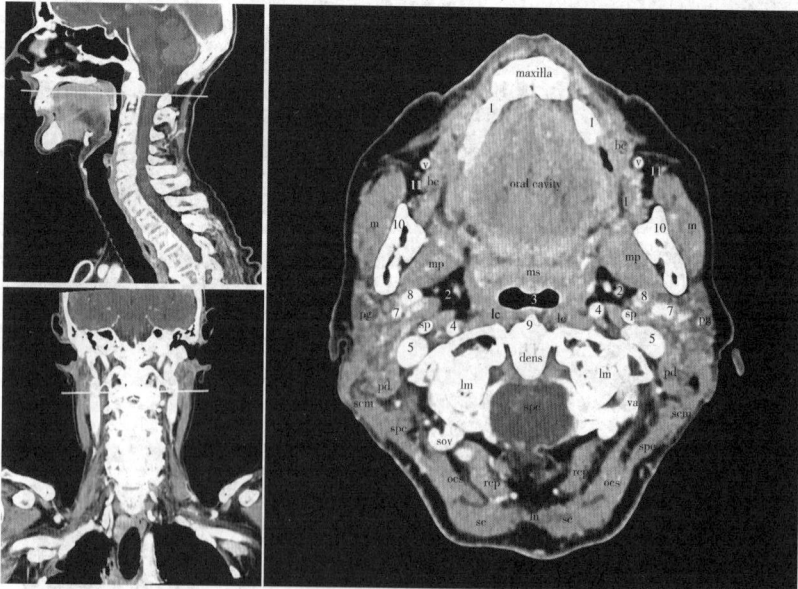

图 6-14　齿状突平面

1.上颌骨的牙槽间隙；M.咬肌；2.咽旁间隙；MP.翼状肌内侧肌；3.口咽部；sov.枕下静脉丛；4.颈内动脉；scm.胸锁乳突肌；5.颈内静脉；pd.二腹肌后腹；7.下颌后静脉；spc.脊髓颈部；8.颈外动脉；rcp.头后大直肌；9.寰椎前结节；ocs.头上斜肌；10.下颌骨（支）；spc. splenius capitis.头夹肌；11.下颌颊后间隙；ln.项韧带；V.面静脉；bc.颊肌；Ms.软腭的肌肉；Sp.茎突；lm.寰椎侧块；lc.长颈肌；va.椎动脉

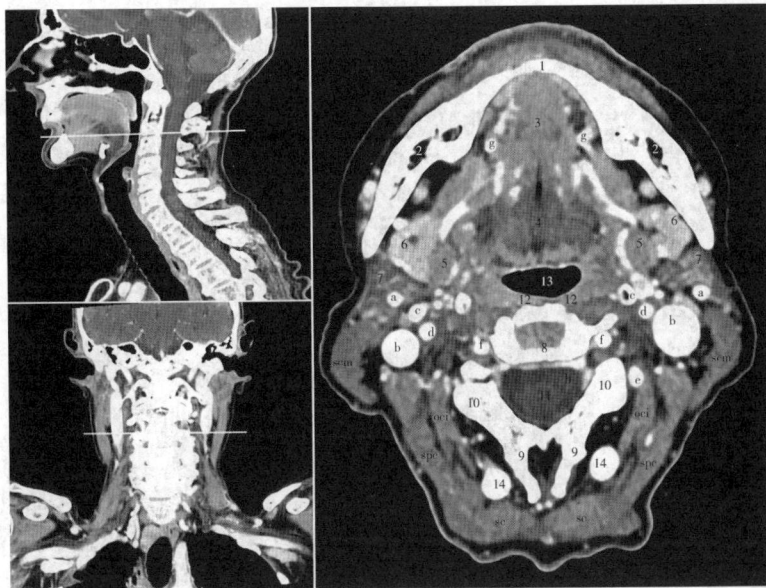

图 6-15　第二颈椎后弓平面

1.下颌骨体；2.齿槽间隙；3.舌肌；4.舌根；5.二腹肌后腹；6.下颌下腺；7.腮腺；8.椎体；9.棘突；10.关节上突；11.脊髓；12.椎前肌（长颈肌）；13.口咽；14.枕下静脉丛；a.下颌后静脉；b.颈内静脉；c.颈外动脉；d.颈内动脉；e.椎静脉；f.椎动脉；g.舌动脉；h.椎管；scm.胸锁乳突肌；oci.头下斜肌；spc.头夹肌；sc.头半棘肌

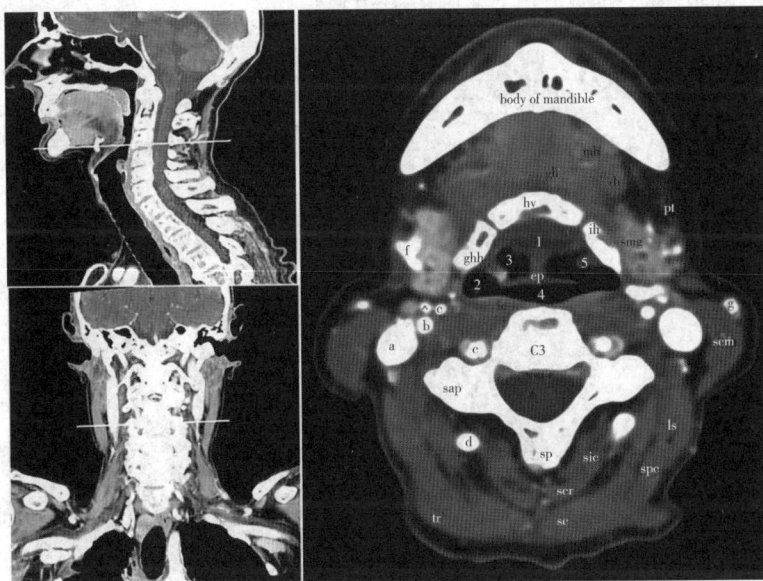

图 6-16　第三颈椎平面

1.舌骨会厌下襞正中；2.梨状窝；3 会厌小窝；4.喉咽部；5.侧边舌会厌襞；6.脊髓；a.颈内静脉；b.颈内动脉；c.颈外动脉；d.枕下静脉丛；e.椎动脉；f.面部静脉；g.颈外静脉；^.枕动脉；***.椎内静脉丛；gh.颏舌骨肌；mh.下颌舌骨肌；di.二腹肌前腹；pt.颈阔肌；smg.颌下腺；ghh.舌骨大角；sc.头半棘肌；scr/sic.颈半棘肌；spc.头夹肌；ls.肩胛提肌；sap.上关节突；sp.棘突；ic.咽下缩肌；hy.舌骨体；scm.胸锁乳突肌；ep.会厌；tr.斜方肌

97

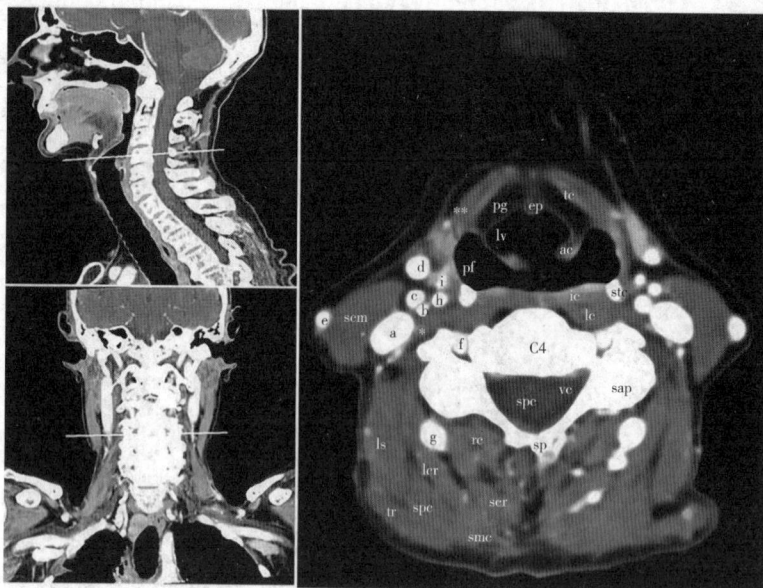

图 6-17　第四颈椎平面

tc.甲状软骨；vc.椎管；b.颈内动脉；ae.杓状会厌襞；sp.C4椎骨棘突；c.颈外动脉；ep.会厌；rc.颈回旋肌；d.面总静脉；pg.甲状舌骨膜脂肪；lcr.颈最长肌；e.颈外静脉；lv.喉前庭；ls.肩胛提肌；f.椎动脉；pf.梨状窝；spc.头夹肌；g.甲状腺下静脉；stc.甲状腺软骨上角；smc.头半棘肌；h.甲状腺上静脉；ic.下缩肌；scr.颈半棘肌；i.甲状腺上动脉；lc.长肌；tr.斜方肌；*.迷走神经；scm.胸锁乳突；a.颈内静脉；***.舌骨下肌；spc.脊髓

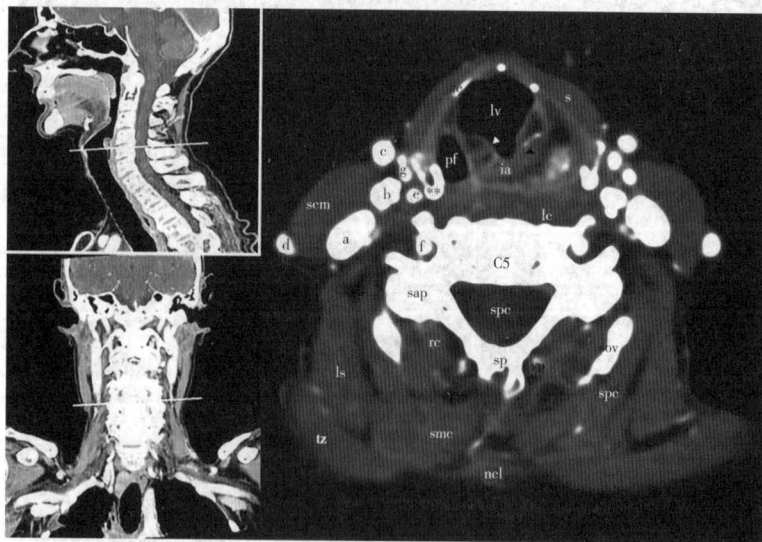

图 6-18　第五颈椎平面

tc.甲状腺软骨板；sp.棘突；scm.胸锁乳突肌；s.带状肌；sov.枕下静脉丛；a.颈内静脉；lv.喉前庭；vp.椎体外静脉丛；b.颈总动脉分叉；白色箭头.杓状会厌皱襞；rc.颈回旋肌；c.面静脉；黑色箭头.锥形和楔形软骨；spc.头夹肌；d.颈外静脉；ia.杓间肌；smc.头半棘肌；e.甲状腺上静脉；pf.梨状窝；ncl.项韧带；f.椎动脉；lc.长肌；ls.肩胛提肌；g.甲状腺上动脉；sap.上关节突；tz.斜方肌；**.甲状软骨角；Spc.脊髓

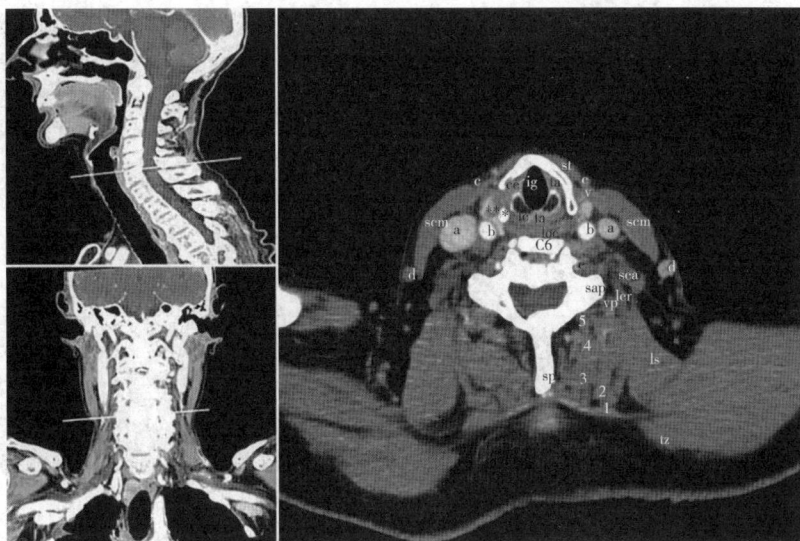

图 6-19　第六颈椎平面

1.头夹肌；2.颈阔肌；3~4.头半棘肌；5.多裂肌的颈椎部分；sap.上关节突；a.颈内静脉；
b.颈总动脉；scm.胸锁乳突肌；c.颈前静脉；ig.声门下腔；d.颈外静脉；ct.甲杓肌；e.椎动脉；
lcr.颈最长肌；st.胸甲状腺；v.颈静脉；ls.肩胛提肌；*.甲状软骨下角；ta.横杓肌；sca.斜角肌；
**.甲状腺右叶；loc.颈长肌；tz.斜方肌；Ce.弹性圆锥的上缘；vp.椎外静脉丛；lc.环状软骨板

第三节　胸部断面解剖

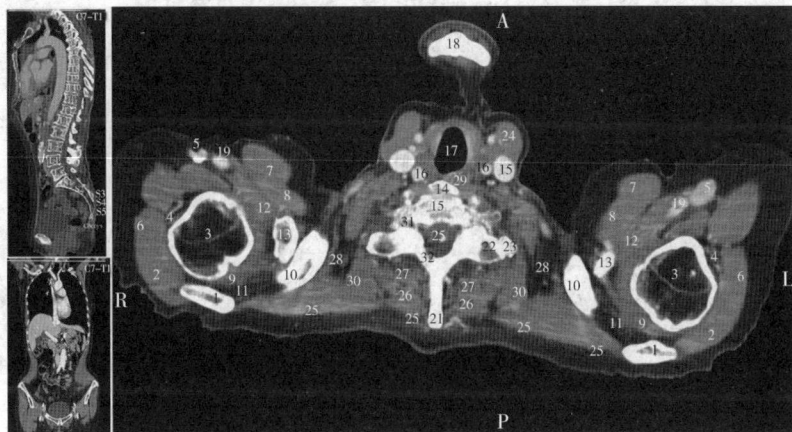

图 6-20　胸颈交界处和 C7/ T1 椎体平面

1.肩峰；2.后三角肌；3.肱骨近端髓腔内的骨髓；4.三角肌下滑膜滑囊；5.头静脉流入腋静脉；
6.侧三角肌肉；7.胸大肌；8 胸大肌锁骨部分；9.冈上肌；10.锁骨外侧末端；11.肩峰下滑囊
位于冈上肌之上；12.喙肱肌和肱二头肌短头；13.喙突；14.C7椎体；15.颈内静脉；16.颈总动
脉；17.气管；18.下颌骨；19.腋窝动脉作为臂动脉继续存在；20.C7 和 T1 椎体之间的椎间盘；
21.T1 棘突；22.T1 横突；23.第一肋骨的关节结节；24.胸锁乳突肌；25.斜方肌；26.竖脊肌群；
27.半脊肌群；28.颈腋管；29.食道；30.肩胛肌；31.C7 和 T1 之间的椎间孔；32.椎板

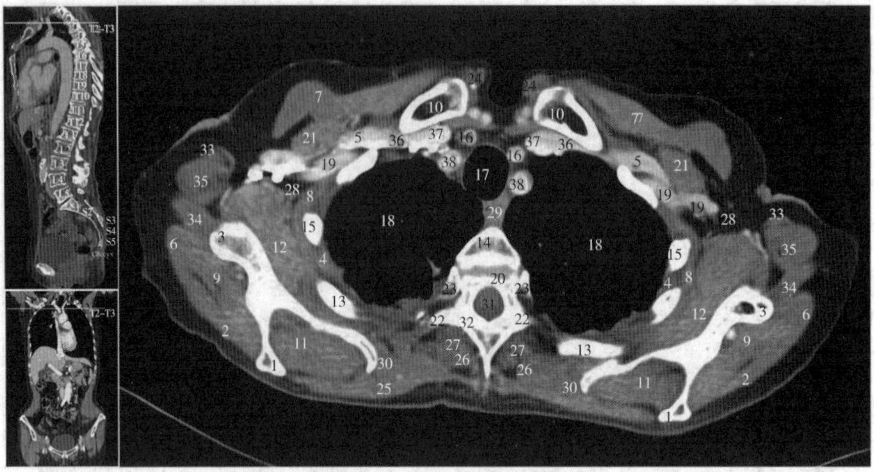

图 6-21 T2/T3 椎体平面

1.肩胛冈；2.后三角肌；3.肩胛骨上外侧缘；4.肋间肌；5.腋静脉引流至锁骨下静脉；6.外侧三角肌；7.胸大肌；8.前(上)锯肌；9.冈下肌；10.锁骨内侧端；11.冈上肌；12.肩胛下窝的肩胛下肌；13.第3肋骨后肋；14.T2 和 T3 之间的椎间盘；15.第2肋骨体；16.颈总动脉；17.气管；18.肺尖；19.腋动脉；20.T3椎体；21.胸小肌；22.T3椎体横突；23.第3肋骨头；24.胸锁乳突肌；25.斜方肌（中间）；26.竖脊肌群；27.半月肌群；28.颈腋管；29.食管；30.肩胛提肌；31.椎管内的脊髓；32.椎板 33.背阔肌；34.小圆肌；35.大圆肌；36.锁骨下静脉；37.肱静脉；38.锁骨下动脉

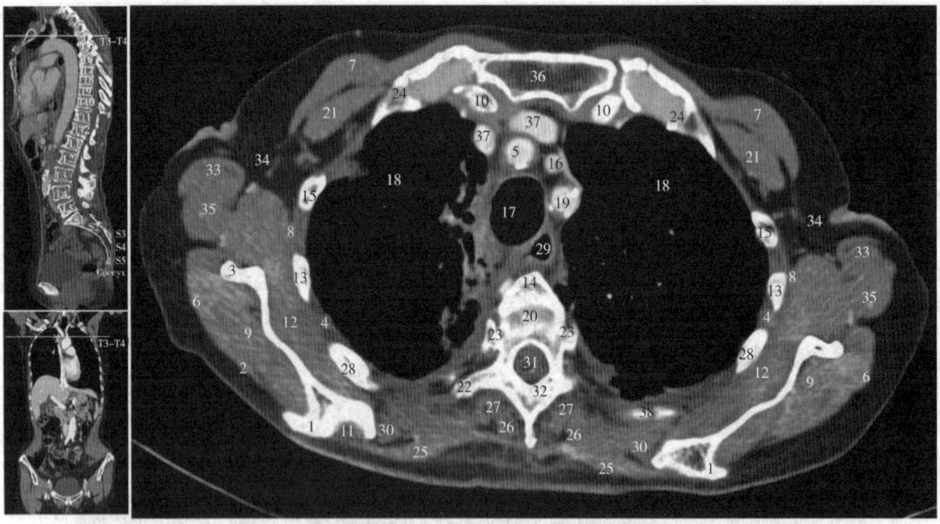

图 6-22 T3/ T4 椎体平面

1.肩胛冈根；2.后三角肌；3.肩胛骨外缘；4.肋间肌；5.头臂干（动脉）；6.外三角肌；7.胸大肌；8.肩胸关节；9.冈下肌；10.锁骨内侧端；11.右冈上肌；12.肩胛下窝中的肩胛下肌；13.肋横关节第3肋骨与第4肋骨衔接处；14.T3椎体下部；15.第2肋骨；16.左颈总动脉；17.气管；18.肺上叶；19.左锁骨下动脉；20.T3/T4 椎间盘；21.胸小肌；22.T4椎体横突；23.第4根肋骨的头部，形成第4肋椎关节；24.第1肋骨前端；25.斜方肌（中间）；26.竖脊肌群；27.半棘肌群；28.第4肋骨后肋；29.食管；30.斜方肌小肌；31.椎管内的脊髓；32.椎板；33.背阔肌；34.腋窝；35.大圆肌；36.胸骨柄；37.头臂静脉；38.左侧第5肋骨后肋

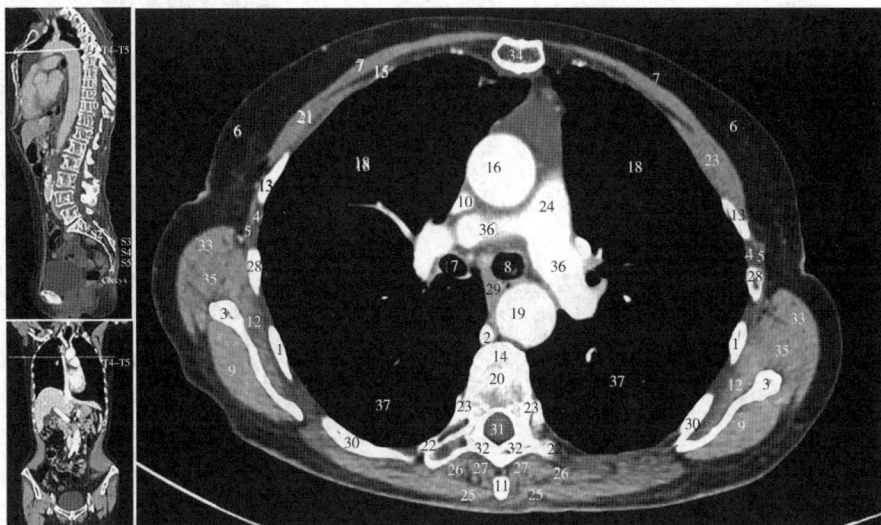

图 6-23　T5 椎体平面

1.第5肋骨；2.奇静脉；3.肩胛骨外侧缘；4.肋间肌；5.前锯肌（下部）；6.皮下脂肪组织；7.胸大肌；8.左主支气管；9.冈下肌；10.上腔静脉；11.第5胸椎棘突；12.肩胛下窝内的肩胛下肌；13.第3肋骨体；14.T5椎体；15.右侧第二肋骨（前端）；16.升主动脉；17.右主支气管；18.肺上叶；19.胸降主动脉；20.T5/T6椎间盘；21.胸小肌；22.T6椎体的横突与第6肋骨的关节结节形成肋横突关节；23.第六肋骨的头部形成关节，构成第六肋椎关节；24.肺动脉干；25.斜方肌（中部）；26.竖脊肌群；27.半脊肌群；28.第4肋骨；29.食管；30.第6肋角；31.有脊髓的椎管；32.椎板；33.背阔肌；34.胸骨；35.大圆肌；36.左/右肺动脉；37.肺下叶

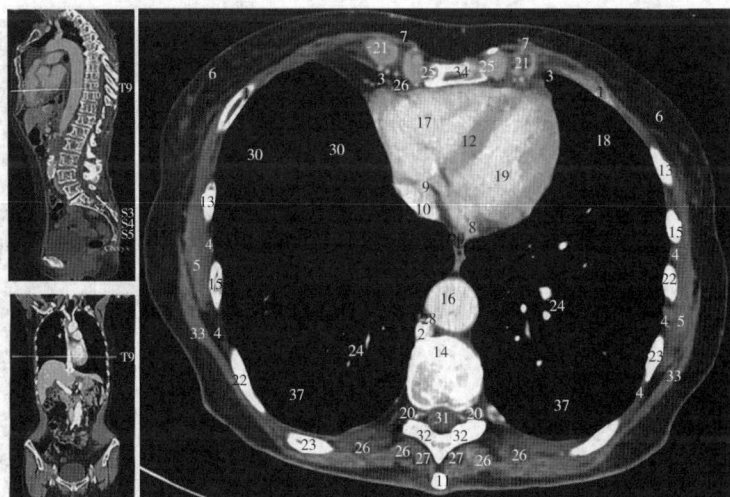

图 6-24　T9 椎体平面

1.第5肋骨；2.奇静脉；3.肋纵隔隐窝；4.肋间肌；5.前锯肌（下部）；6.皮下脂肪组织；7.腹直肌；8.左心房（后下方）；9.右心房（最下方）；10.下腔静脉；11.T8棘突；12.室间隔；13.第6肋骨；14.T9椎体；15.第7肋骨；16.胸主动脉降部；17.右心室；18.左肺上叶；19.左心室；20.椎间孔；21.肋软骨；22.第八肋角；23.第九肋角；24.肺静脉；25.胸肋关节；26.竖脊肌群；27.胸半棘肌；28.胸导管；29.食管；30.右肺中叶；31.含脊髓的椎管

第四节 腹盆部断面解剖

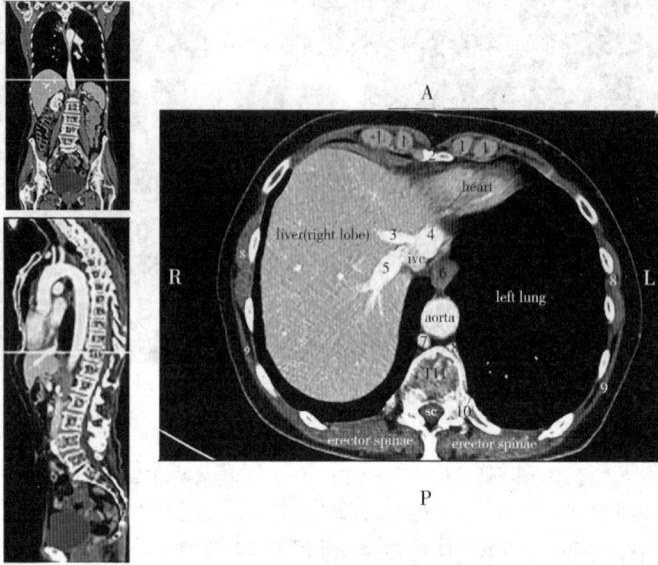

图 6-25 T11 椎体胸腹部平面

1.肋软骨；2.胸骨；3.中肝静脉；4.左肝静脉；5.右肝静脉；6.食管；7.奇静脉；8.半奇静脉；9.背阔肌；10.肋横关节；ivc.下腔静脉；sc.脊髓

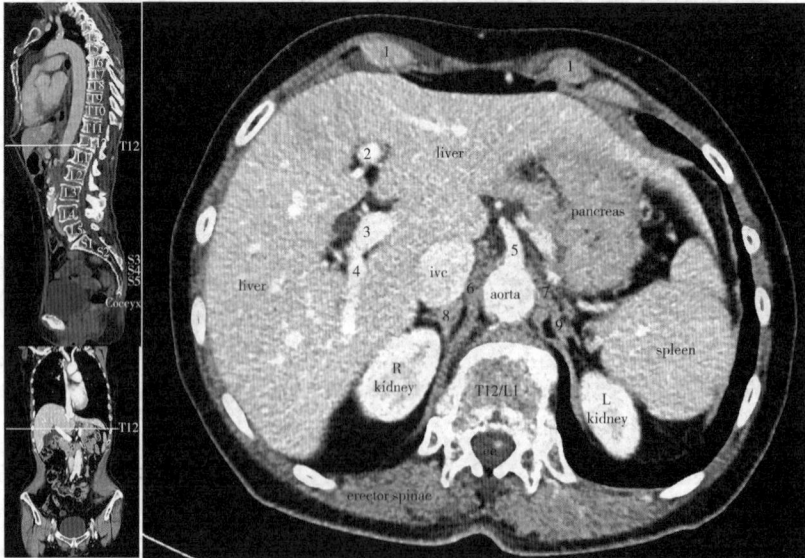

图 6-26 T12 平面

1.肋软骨；2.左门静脉；3.门静脉（主）；4.右门静脉；5.腹腔干；6.右膈肌；7.左膈肌；8.右肾上腺；9.左肾上腺；10.脊髓；ivc.下腔静脉；ce.脊髓马尾

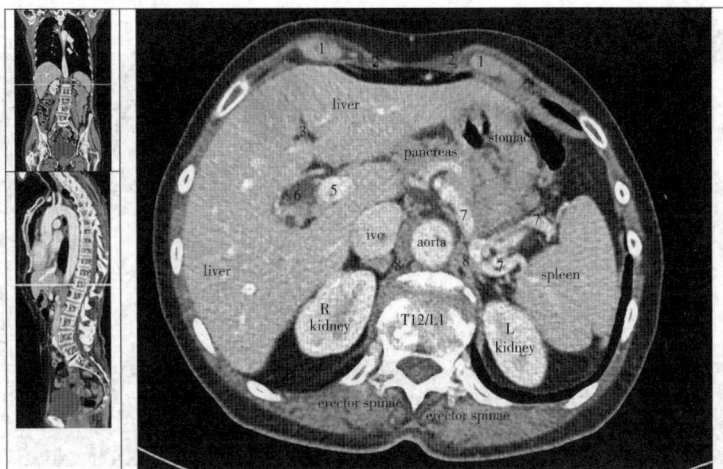

图 6-27 脾动脉胰腺平面

1.肋软骨；2.腹直肌；3.镰状韧带；4.胃；5.主门静脉；6.胆囊；7.脾血管；8.膈肌；
ivc.下腔静脉

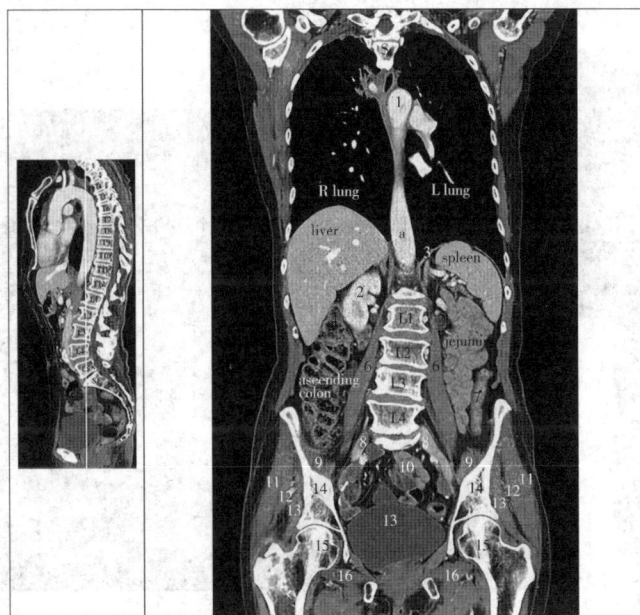

图 6-28 冠状后腹平面

a.主动脉；s.胸骨；1.主动脉（胸）；2.右肾；3.左侧横膈；4.结肠肝曲；5.左肾盂；6.腰
大肌；7.降结肠；8.髂总动脉；9.髂骨；10.回肠；11.臀大肌；12.臀中肌；13.膀胱；
14.髂骨；15.股骨头；16.闭孔外肌

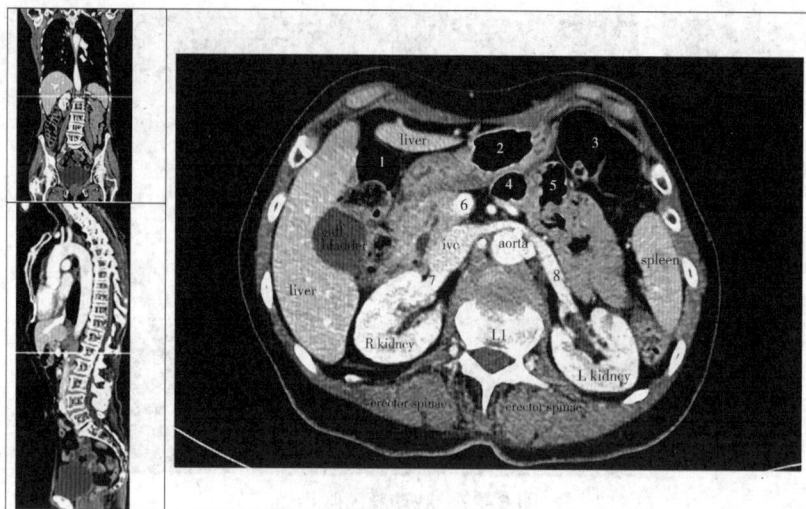

图 6-29　L1 平面

1.结肠肝曲；2.胃；3.结肠脾曲；4.十二指肠（第三部分）；5.十二指肠（第四部分）；6.门静脉；7.右肾静脉；8.左肾静脉；ivc.下腔静脉

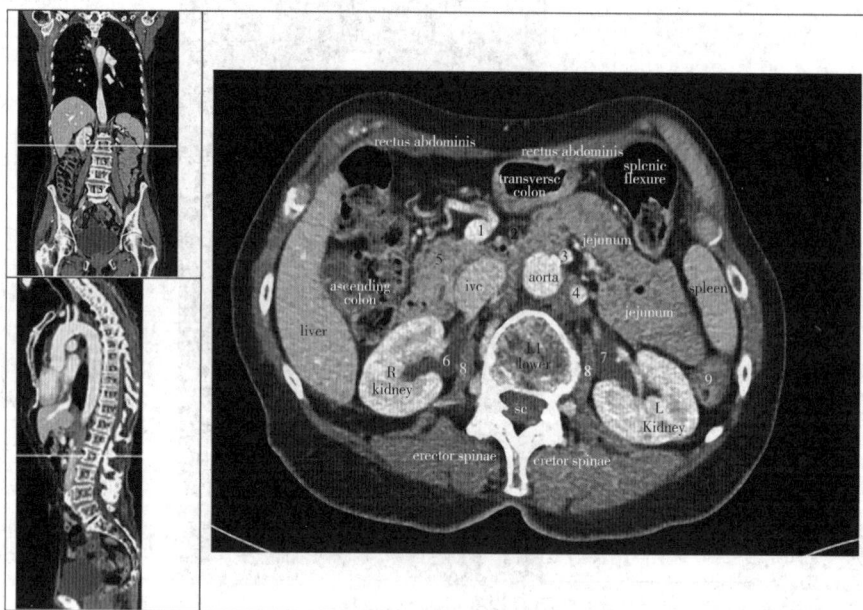

图 6-30　L2 - 胰腺横结肠平面

1.肠系膜上静脉（或门静脉汇合处）；2.肠系膜上动脉；3.肠系膜下静脉；4.左性腺静脉；5.胰头；6.右肾盂；7.左肾盂；8.左/右膈肌脚；9.降结肠；ivc.下腔静脉；sc.脊髓

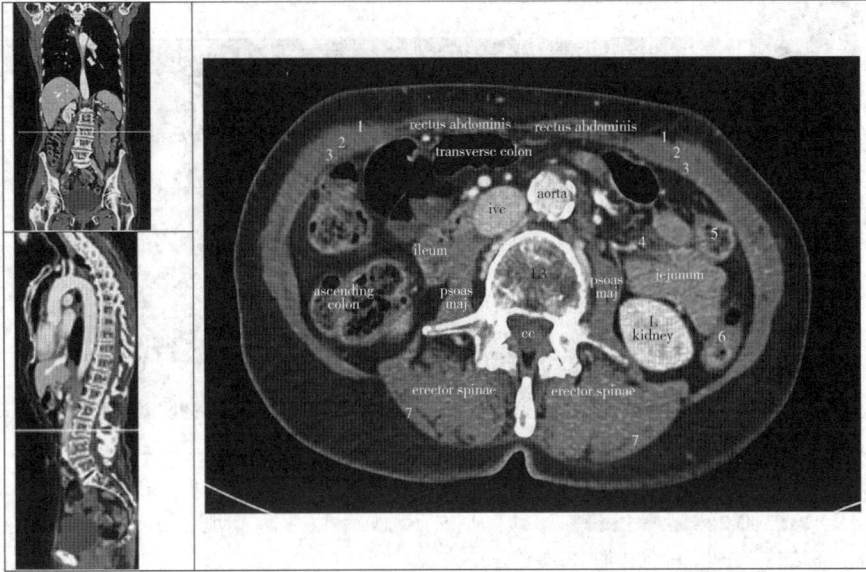

图 6-31　L3 平面

1.外斜肌；2.内斜肌；3.腹横肌；4.肠系膜；5.降结肠；6.降结肠；7.背阔肌；cc.脊髓马尾；ivc.下腔静脉

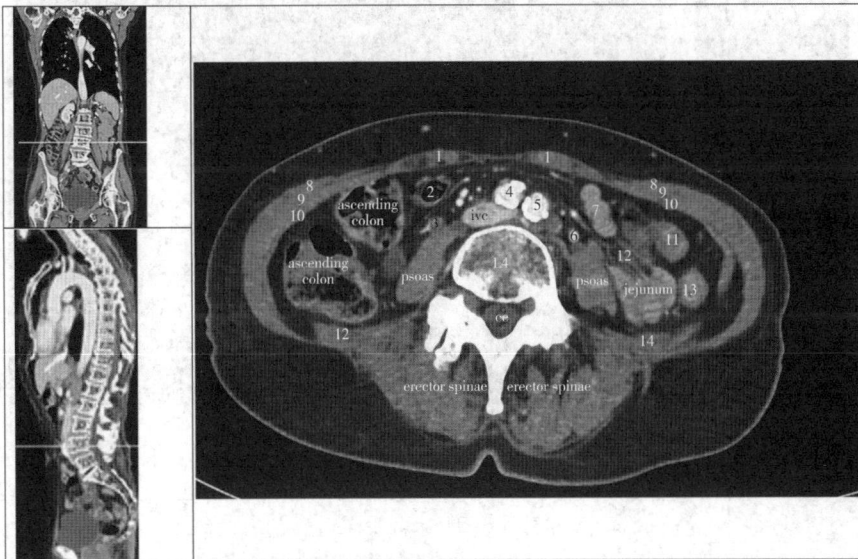

图 6-32　L4 平面

1.腹直肌；2.回肠；3.右输尿管；4.右髂总动脉；5.左髂总动脉；6.左输尿管；7.空肠；8.外斜肌；9.内斜肌；10.腹横肌；11.空肠；12.肠系膜；13.降结肠；14.腰方肌；ce.马尾；ivc.下腔静脉

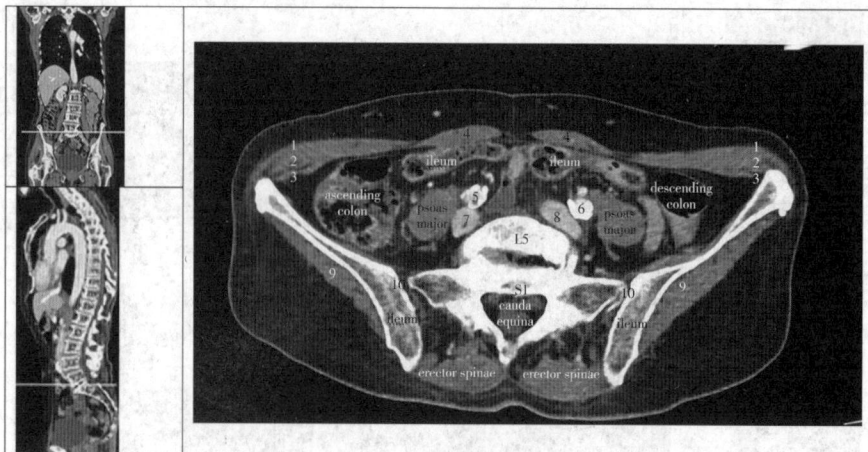

图 6-33　L5/S1 髂血管平面

1.外斜肌；2.内斜肌；3.腹横肌；4.腹直肌；5.右髂总动脉；6.左髂总动脉；7.右髂总静脉；8.左髂总静脉；9.臀中肌；10.骶髂关节

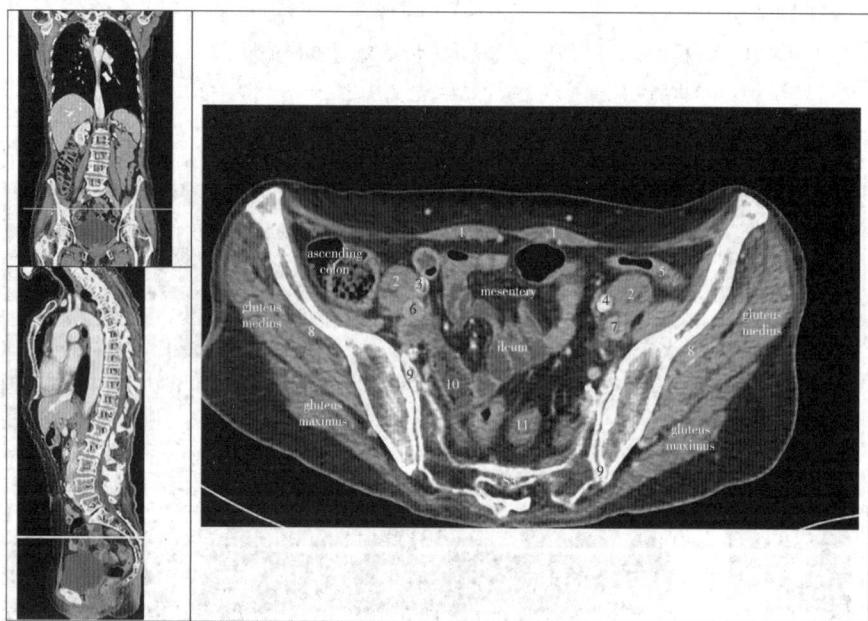

图 6-34　S3 平面

1.腹直肌；2.腰大肌；3.右髂外动脉；4.左髂外动脉；5.乙状结肠；6.右髂内静脉；7.左髂内静脉；8.臀小肌；9.骶髂关节；10.直肠乙状结肠；11.回肠

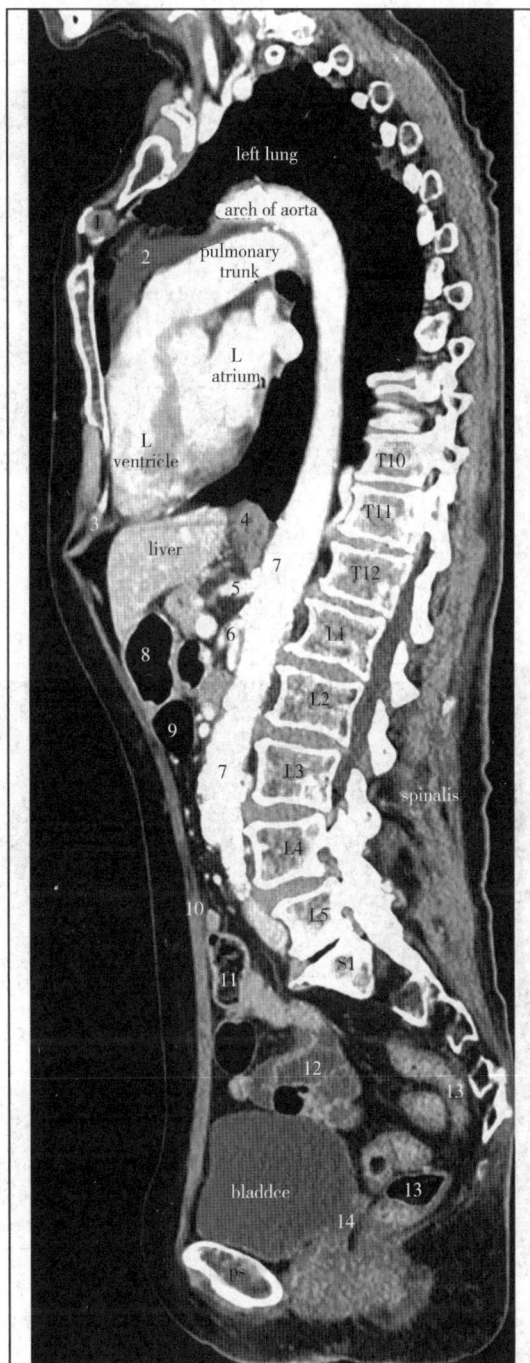

图 6-35　男性正中矢状平面

1.胸骨角；2.左头臂静脉（或上腔静脉前段）；3.肋软骨；4.腹部食道；5.腹腔干；6.肠系膜上动脉；7.主动脉（腹部）；8.胃；9.横结肠；10.腹直肌；11.回肠；12.乙状结肠；13.直肠；14.精囊；ps.耻骨联合

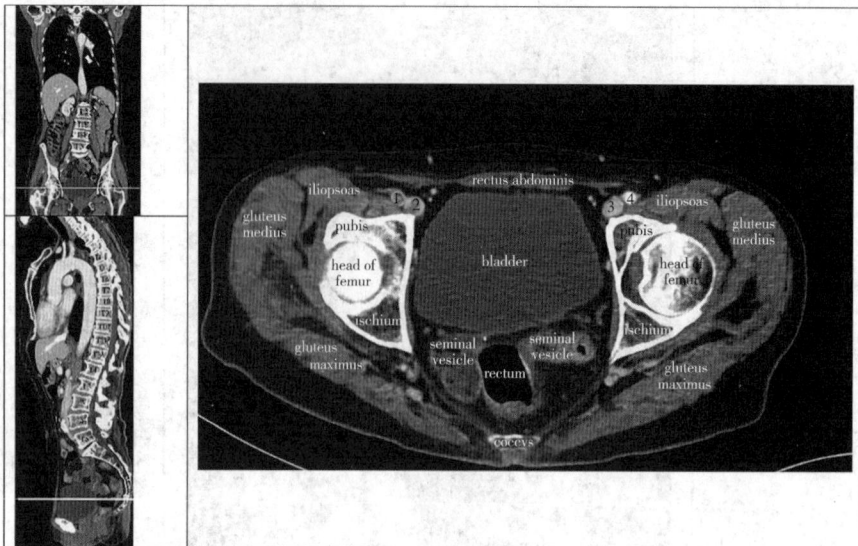

图 6-36　男性尾椎平面

1.右股动脉；2.右股静脉；3.左股静脉；4.左股动脉

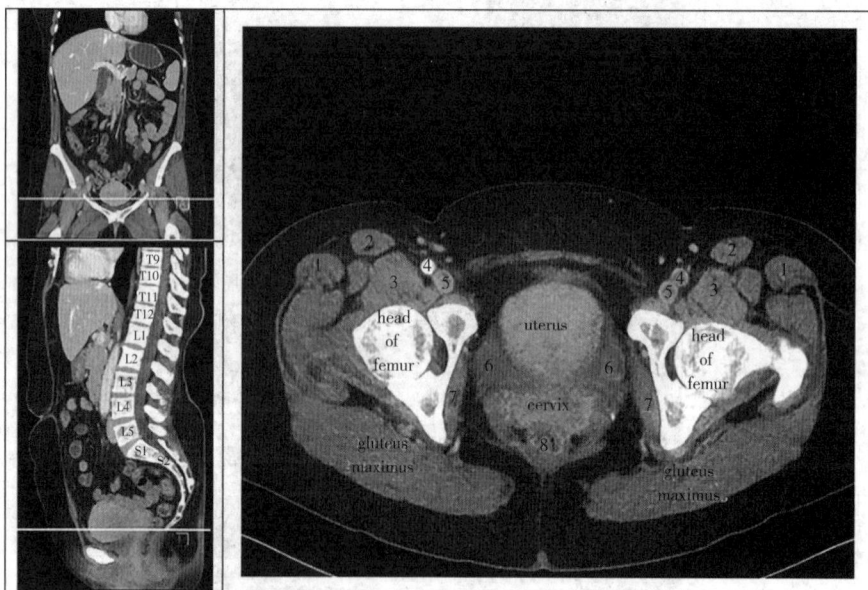

图 6-37　女性尾椎平面

1.阔筋膜张肌；2.缝匠肌；3.髂腰肌；4.左右髂外动脉；5.左右髂外静脉；6.部分膀胱；
7.闭孔内肌；8.直肠

第五节 下肢断面解剖

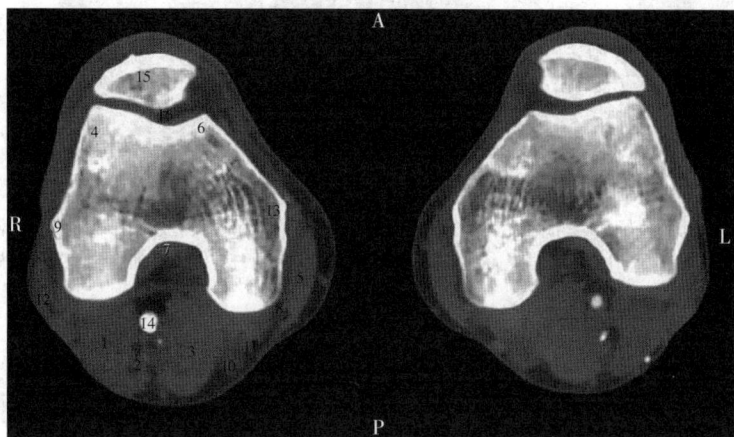

图 6-38 双侧髌股关节平面

1.腓肠肌外侧头；2.跖肌；3.腓肠肌内侧头；4.股骨外侧髁；5.缝匠肌；6.股骨内侧髁；7.股骨髁间窝；8.腓肠肌；9.股骨外上髁；10.半膜肌；11.半腱肌；12.股二头肌；13.股骨内上髁；14.腘窝动脉；15.髌骨；16.髌股关节腔

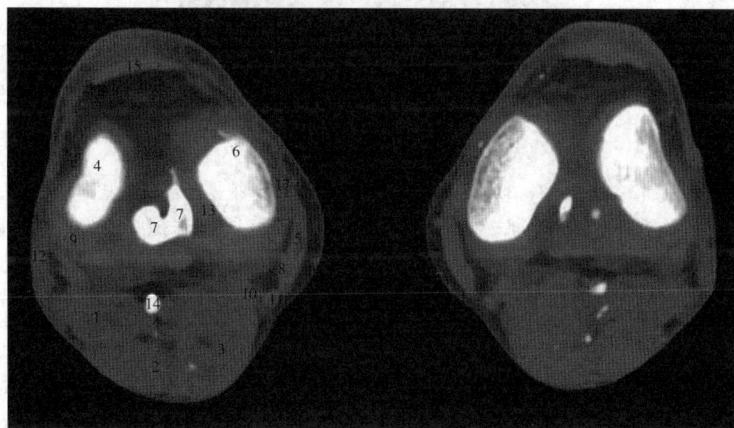

图 6-39 膝关节平面

1.腓肠肌外侧头；2.跖肌；3.腓肠肌内侧头；4.股骨外侧髁；5.缝匠肌；6.股骨内侧髁；7.胫骨髁间突结节；8.腓肠肌；9.腘肌肌腱；10.半膜肌；11.半腱肌；12.股二头肌肌腱；13.右膝外侧半月板；14.腘窝动脉；15.髌骨肌腱；16.髌下脂肪组织垫；17.右膝内侧副韧带

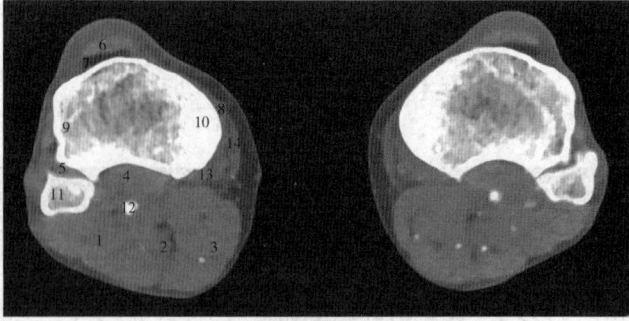

图 6-40　近端胫腓关节平面

1.腓肠肌外侧头；2.跖肌；3.腓肠肌内侧头；4.腘肌；5.胫腓关节近端；6.髌腱；7.髌下肌腱滑囊；8.内侧副韧带；9.胫骨外侧髁；10.胫骨内侧髁；11.腓骨头；12.腘动脉；13.半膜肌；14.扁平肌腱

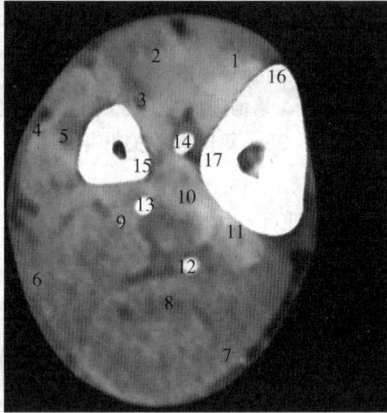

图 6-41　小腿中部平面

1.胫骨前肌；2.趾长伸肌；3.拇长伸肌；4.腓骨长肌；5.腓骨短肌；6.腓肠肌外侧头；7.腓肠肌内侧头；8.比目鱼肌；9.拇长屈肌；10.胫骨后肌；11.趾长屈肌；12.胫后动脉；13.腓动脉；14.胫前动脉；15.腓骨骨间缘；16.胫骨前缘；17.胫骨骨间缘

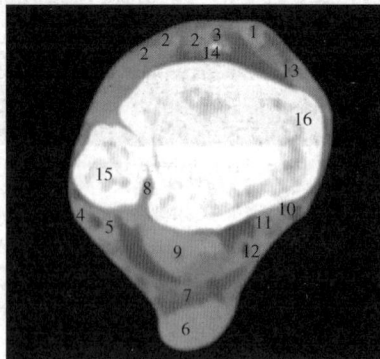

图 6-42　右胫腓骨远端关节平面

1.胫骨前肌腱；2.趾长伸肌腱；3.拇长肌肌腱；4.腓骨长肌腱；5.腓骨短肌腱；6.跟腱；7.肌腱下（跟骨）滑囊；8.胫腓骨远端关节；9.拇长屈肌；10.胫骨后肌腱；11.趾长屈肌腱；12.胫后动脉；13.大隐静脉；14.胫前动脉；15.腓骨远端（外侧踝骨近端）；16.胫骨远端（内侧踝骨近端）

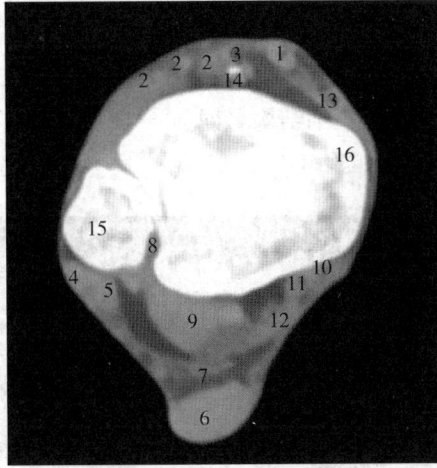

图 6-43　右踝关节平面

1.胫骨前肌腱；2.趾长伸肌腱；3.拇长伸肌腱；4.腓骨长肌腱；5.腓骨短肌腱；6.跟骨肌腱；7.肌腱下（跟腱）囊；8.踝关节腔；9.拇长屈肌；10.胫骨后肌腱；11.趾长屈肌腱；12.胫后动脉；13.大隐静脉；14.胫前动脉；15.外踝；16.内踝；17.胫骨远端表面（前缘）；18.胫骨远端表面（后缘）；19.距骨滑车

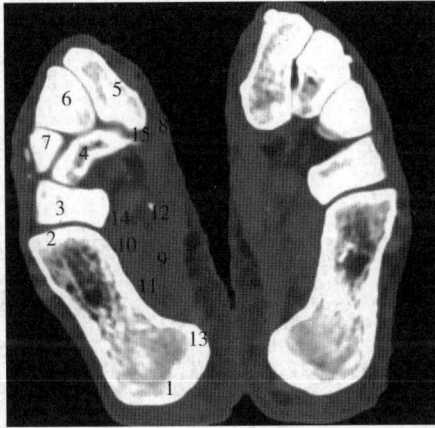

图 6-44　双足斜视图

1.跟骨结节；2.跟骨头；3.骰骨；4.舟骨；5.内侧楔骨；6.中间楔骨；7.外侧楔骨；8.外展肌；9.趾短屈肌；10.跖方肌；11.足底外侧动脉；12.足底内侧动脉；13.跟骨粗隆内侧突；14.拇收肌；15.拇短屈肌

简答题

参考答案

1.请写出图6-45中标注的解剖结构名词。

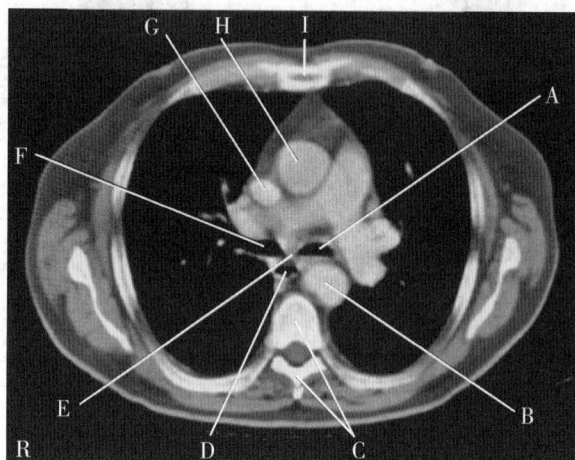

图 6-45

2.请写出图6-46中标注的解剖结构名词。

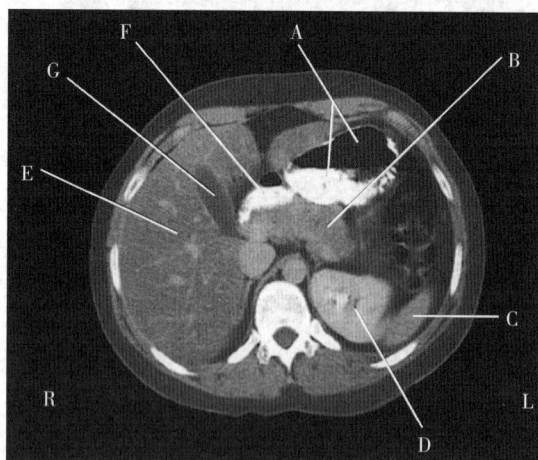

图 6-46

3. 请写出图6-47中标注的解剖结构名词。

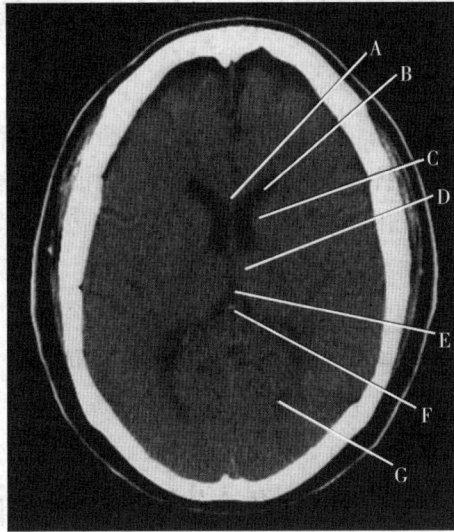

图 6-47

书网融合……

小结

第七章　CT 图像存储传输与质量控制

本章阐述了CT图像存储与传输的技术背景、标准规范及系统架构，分析了CT图像存储的需求、解决方案、管理策略及未来趋势，为提高医学影像数据的管理水平和使用效率提供了理论依据和技术路径。探讨了CT图像传输的方式、优化技术、安全性与未来发展趋势，强调高效、安全、可靠的传输对现代医学影像管理的核心价值。CT图像质量控制贯穿成像全过程，是高质量影像诊断的基石。通过技术手段的优化、科学管理的推进以及国际标准的执行，未来CT成像将更加精准、低剂量化，惠及更多患者。

第一节　CT 图像存储与传输的概述

CT图像的数字化进程是医学影像发展的重要里程碑。与传统的胶片系统相比，数字化技术彻底改变了影像的采集、存储、传输和分析方式，为现代医学提供了更高效、更精确的工具。

CT技术自20世纪70年代问世以来，经历了从简单扫描到多层螺旋CT的飞跃。早期CT设备采集的图像以模拟方式存储，主要依赖胶片记录。这种方式存在以下局限：图像质量易受环境影响，保存周期有限；信息传递效率低，诊断和会诊受地理位置限制；多次翻拍可能导致图像信息丢失。

随着计算机技术的发展，CT图像逐渐实现了数字化存储。数字化的优势包括：精确保留图像细节，避免传统胶片存储中的信息损耗；更高效的图像传输与共享，打破了空间限制，支持远程医疗；提供了基于算法的分析工具，为影像辅助诊断系统奠定基础。

数字化进程带来的革命性优势主要体现在以下几个方面。数据精确性和可复用性，数字化图像以无损的方式保存图像细节，具有极高的分辨率和丰富的灰阶（通常为12～16位深度）。这对于精确诊断、手术规划和后续治疗具有重要意义。存储与检索的便利性，与胶片存储相比，数字化影像可以轻松检索和分类，借助现代化PACS系统实现按患者、时间、部位等维度快速定位影像资料。远程医疗与跨院区合作，数字化使得影像通过互联网或专用网络快速传输成为可能，支持跨地区专家会诊、手术指导和科研协作。数据分析与智能化诊断，数字化图像为人工智能（AI）提供了丰富的训练数据，使自动分割、病灶检测等技术得以广泛应用。

医学数字化图像在临床和科研中扮演了越来越重要的角色。其在临床提高了诊断效率，数字化存储和网络传输支持实时查看影像，尤其在急诊病例中显得尤为重要；改善治疗规划，数字化图像与3D建模技术结合，能够帮助医生更直观地了解病灶形态和周边解剖结构。为科研提供海量数据，存储的CT影像能够为临床研究提供结构化大数据；推动技术革新，数字化影像的广泛应用为机器学习算法和智能诊断系统的开发提供了实验场景。

DICOM（Digital Imaging and Communications in Medicine）是由美国放射学会（ACR）和国家电气制造商协会（NEMA）共同制定的一项国际标准，专门用于医疗影像的存储、管理、传输和展示。DICOM标准最早发布于1985年，当时主要解决不同设备生成的数字影像格式不兼容的问题。随着技术的发展，该标准不断更新，成为全球医学影像数字化的重要支柱。DICOM定义了影像数据的格式规范和网络通信协议，使不同品牌的设备和软件能够实现无缝连接和互操作性。

DICOM文件的结构包括：①文件头存储图像的元数据，例如患者信息、检查日期、设备信息等。②影像数据以矩阵形式存储灰度值，通常支持多层图像存储（如CT扫描的多个切片）。③标签信息采用分层的方式记录患者、设备、检查等关键信息，例如，Patient Name (0010,0010)：患者姓名；Study Date (0008,0020)：检查日期；Slice Thickness (0018,0050)：切片厚度。

DICOM在CT图像中的应用跨设备兼容性。DICOM标准使得来自不同厂商的CT扫描设备能够生成兼容的文件，便于后续处理。网络传输支持基于TCP/IP协议的影像文件传输，包括点对点传输和通过PACS实现多节点共享。扩展性方面，DICOM支持附加的标记和元数据，可根据医院或科研需要定制信息记录。

PACS（picture archiving and communication system）是现代医院影像科的核心系统。其功能包括图像采集，从CT扫描仪接收数字化图像。存储管理，提供高效的数据存储方案，包括本地存储和云端备份。图像传输，通过内部网络或远程访问接口，实现影像的快速传输。数据展示：通过工作站提供多维图像浏览、后处理和测量工具。

HIS与RIS的协同作用，HIS（医院信息系统），管理患者的基础信息、病历和财务记录，与PACS协作，实现图像与病历的关联。RIS（放射信息系统），专注于放射科的检查预约、流程跟踪和报告生成，与PACS配合提高工作效率。

典型的CT图像存储与传输信息流如下，影像采集，CT设备完成扫描，将数据转换为DICOM格式，传输至PACS，通过专网将影像文件发送至PACS进行存储，存储管理，根据预设规则将影像分类归档，支持长期存储和备份，影像共享，通过DICOM通信协议，将影像传输至临床医生工作站或其他医疗机构。

第二节　CT图像存储

CT图像的存储是现代医学影像管理中的核心环节，其主要目标是以安全、高效、低成本的方式保存日益增长的大量医学影像数据，同时确保数据完整性和可访问性。存储需求分析，CT扫描生成的数据量巨大，且随着影像设备分辨率的提升，单次检查产生的影像文件越来越大。例如，单层扫描：每层图像约为 512×512 像素，16位灰阶，约占0.5MB；多层扫描：一个胸腹联合扫描通常包含300~1000个切片，总量可达150MB至500MB；动态增强扫描：包含多时间点数据，数据量可倍增。此外，医学影像存储通常需满足法规要求（如患者数据保存10年以上），这导致存储需求呈指数级增长。

临床与科研的存储需求，支持实时调取影像，用于诊断、治疗规划和随访对比。长期保存患者历史数据，确保医疗责任和法规合规。存储大样本影像数据集，用于机器学习、影像组学研究等。支持标注与分析过程中的多次访问和处理。

存储方案，本地存储是传统医院普遍采用的存储模式，适用于对数据访问速度要求较高的场景。磁盘阵列（redundant array of independent disks，RAID）RAID级别（如RAID 5、RAID 6）提供数据冗余和容错能力。高速访问和写入性能，适合临床日常影像存储。NAS（network attached storage）基于网络的集中存储方案，便于影像科多个工作站同时访问，配合PACS实现影像管理与调取。

云存储是近年来兴起的存储模式，特别适用于数据量极大、访问需求灵活的环境。公有云：如AWS、Azure提供弹性扩展的存储资源，按需付费。私有云：医院自建云平台，满足数据安全性要求，适合大型医院。混合云：结合公有云和私有云的优点，实现成本与安全性的平衡。优势：高度扩展性，能应对影像数据量快速增长。数据备份便捷：支持异地备份与灾难恢复。挑战：数据安全，可能面临网络攻击和数据泄露风险。网络依赖：传输大体量数据时对带宽要求较高。混合存储模式，在本地存储与云存储间找到平衡，成为许多医院的选择。例如：热数据（近期使用频繁的影像）存储在本地，保证访问速度。冷数据（历史影像）存储在云端，节约本地硬件资源。

数据存储的管理与安全性，影像数据的备份是确保数据完整性的重要措施，常见策略包括：全备份，定期备份所有影像数据，数据恢复最完整，但占用存储资源较多。增量备份，仅备份自上次备份以来新增或修改的文件，节约存储空间。差异备份，备份自上次全备份以来的所有更改数据，兼顾效率和完整性。数据加密与访问权限控制，患者影像数据属于敏感信息，需采取严格的安全措施：加密技术，使用AES、RSA等加密算法对存储数据进行保护，确保数据在传输与存储过程中免受未授权访问。访问控制，基于角色的访问控制（RBAC）机制，根据用户权限分配数据访问权限，避免非相关人员浏览患者影像。

影像数据的存储成本随时间推移增加，为了优化存储资源利用率，可采用生命周期管理策略。活跃阶段，影像数据需频繁访问，存储在高性能设备中。归档阶段，对于随访完成的患者数据，移至低成本的长期存储设备。清理阶段，超过法定保存期限的数据可根据医院规定删除或匿名化处理。

不同国家和地区对医学影像存储有不同的法律要求：HIPAA（美国健康保险携便与责任法案）：强调影像数据的隐私保护。GDPR（欧盟一般数据保护条例）：对影像数据跨境存储提出严格要求。中国电子病历系统功能应用水平分级评价：要求影像数据可长期保存，并与电子病历系统无缝集成。

存储技术的未来发展，高密度存储技术如DNA存储，利用DNA分子的高密度存储特性，正在成为未来大数据存储的研究热点。全息存储，基于光学全息技术的存储方案，具备超高存储密度和快速读写性能。自动化与智能化存储管理，利用人工智能技术预测数据访问频率，优化存储层级。自动检测存储设备的故障风险，提前采取维护措施。数据互联互通，推动区域医疗联合体和全球医学影像数据库建设，实现影像数据跨机构共享，为精准医疗和大规模科研合作提供支持。

第三节　CT图像传输

CT图像的传输是医学影像工作流程中不可或缺的一部分。高效、安全的传输方式不仅提高了影像的可访问性，还支持了远程会诊、区域医疗协作和远程教学等场景。

一、传输方式与网络架构

CT图像传输的方式有多种，主要根据应用场景和技术条件选择适当的方法。局域网（LAN）传输：通常用于医院内部的影像传输，例如从CT扫描仪到PACS系统或影像工作站。优点为速度快、可靠性高。缺点是受物理网络覆盖范围的约束。广域网（WAN）传输：适用于跨院区或远程医疗的影像传输。通常通过VPN（虚拟专用网络）或专有医疗网络实现。优点为支持远程医疗和异地影像共享。但需要较大的带宽支持，同时需解决传输延迟和丢包问题。无线传输：适合移动设备或便携式CT设备的数据传输，例如在救护车或偏远地区部署。技术：Wi-Fi、5G、卫星通信等。优点为灵活性强。局限性为数据稳定性和安全性可能受到外界干扰。

现代医院影像科的网络架构设计需平衡速度、稳定性与安全性。星型架构，中心服务器（PACS）与各终端设备直接连接，适用于中小型医院。分布式架构，大型医院或区域医疗中心采用，多个PACS节点分布于不同区域，通过云或高带宽链路连接，便于负载均衡和冗余备份。混合模式：结合局域网和广域网，将内部高效传输与外部共享需求整合。

二、传输优化技术

CT影像文件数据量庞大，压缩技术在传输中尤为关键。无损压缩，保持图像质量的同时减少数据量，适用于诊断敏感的影像，如细节丰富的肺部CT。常用算法：PNG、JPEG-LS。有损压缩，通过降低图像分辨率或灰阶保真度来显著减少文件体积，适用于教学或非诊断用途。常用算法：JPEG 2000，支持可伸缩分辨率显示。

传输协议优化：DICOM网络传输协议（DICOM C-STORE、C-MOVE、C-FIND）结合TCP/IP进行点对点传输。支持断点续传和实时传输状态监测。多线程传输，同时传输多个图像切片，充分利用网络带宽。缓存技术，在传输节点引入本地缓存（如边缘服务器），减少频繁重复传输。

在网络波动或传输中断情况下，确保图像数据的完整性尤为重要。校验算法，使用CRC（循环冗余校验）或哈希值验证文件完整性。自动重传机制，当检测到数据丢包或错误时，自动重新传输缺失部分。

三、远程医疗与移动设备的应用

实时传输，用于远程会诊或术中指导，要求低延迟和高质量。异步传输，适用于非紧急情况，将CT影像传输到远程专家处进行离线分析。远程教育，通过传输真实病例影像数据，供学生和医生进行教学与学习。

近年来，CT影像的移动化使用需求增加，许多PACS厂商开发了移动端应用。传输方式，基于Wi-Fi、4G/5G实现快速下载影像。显示优化，由于移动设备屏幕较小，通常采用智能缩放和分辨率优化算法，确保关键诊断信息清晰呈现。隐私保护，在移动终端传输和显示影像时，通过设备绑定、加密传输和强身份认证确保数据安全。

四、数据传输的安全性

传输层安全，采用TLS/SSL协议加密数据传输，避免数据在网络中被截获。端到端加密，从CT设备到最终接收端全程加密，保证数据不可篡改。

多因素认证（MFA），用户需提供密码、指纹或临时验证码以验证身份。基于角色的访问控制（RBAC），不同用户组拥有不同权限，如临床医生可查看诊断影像，而技术人员仅能查看设备状态。

详细记录影像数据的传输路径、访问时间和操作者信息，便于审计和责任追溯。

五、传输技术的未来发展

5G技术的高带宽和低延迟特性为远程医疗开辟了新路径，实现高分辨率影像的实时共享和远程手术指导。支持移动急救场景中的大体量CT影像传输，如车载CT系统。

在传输节点部署边缘计算设备，预处理影像数据，减少不必要的传输。实现实时伪影校正或初步诊断结果生成。

动态调整传输优先级：基于AI分析患者紧急程度，对关键病例的影像传输进行优先处理。智能路由选择：根据网络条件选择最优传输路径，减少延迟和中断。

第四节　CT 图像质量控制

CT图像质量控制（quality control, QC）是CT成像全过程中的核心环节，其目的是确保图像满足临床诊断的需求，同时最大限度降低患者接受的辐射剂量。通过规范化的质量控制，可以减少伪影、优化图像分辨率，并保障设备运行的可靠性。本节将围绕影响质量的因素、控制流程、技术方法、标准化规范以及未来发展等方面进行详细探讨。

一、CT 图像质量的主要影响因素

CT扫描参数直接决定了影像的质量，合理的参数设置需要平衡清晰度、对比度与噪声。

主要影响因素有如下几项。

1.管电压（kVp）影响机制　X线的穿透能力由管电压决定，高kVp适合厚体部位和高密度物质的扫描，低kVp则增强软组织对比。参数建议：成人常规腹部扫描多使用120kVp；儿童和低剂量扫描可降低至70～100kVp；高密度区域（如骨骼或金属植入物）可提高至140kVp。随着双能CT的发展，选择性kVp设置结合物质分解技术可显著提高图像质量，同时避免伪影。

2.管电流（mAs）调整策略　高mAs可降低噪声、提高信噪比（SNR）；低mAs则适用于低剂量筛查。现代CT系统中的自动曝光控制（AEC）根据患者解剖结构动态调节mAs。案例分析：某胸部CT检查中，通过AEC降低mAs设置，在维持诊断质量的前提下，将剂量降低了30%~50%。

3.扫描层厚与重建间隔　薄层厚度（如0.5mm），适用于观察肺结节、骨折等微小病灶，但会增加噪声和处理时间。较厚层厚度（如5mm），适合腹部和全身筛查，用于减少数据存储压力。重建间隔：推荐设置为层厚的一半，以避免断层信息丢失。

4.扫描速度与旋转时间　快速扫描技术：心脏CT中常用小于0.3秒的旋转时间，结合心电门控技术，减少运动伪影。动态增强检查：对时间分辨率要求较高的腹部增强扫描，应结合多相成像优化。

5.CT图像中的噪声和伪影　是质量下降的主要原因。噪声分为：①量子噪声，由射线量不足引起，随机分布在图像中，可通过增加mAs或应用迭代重建技术减少。②散射噪声，主要由患者体内的射线散射引起，可通过防散射栅和优化照射角度来减少。③系统噪声，来自探测器电子元件的不规则信号，需要设备校准和定期维护。

6.伪影的常见类型及处理　运动伪影，因患者呼吸、心跳或移动造成；使用固定装置、呼吸屏气指导或心电门控技术解决。金属伪影，因金属植入物导致射线强烈衰减；使用金属伪影校正（MAR）算法、双能CT或调整扫描参数解决。条带伪影，因高密度物体（如骨骼）与周围软组织的显著密度差异；增加kVp，使用散射校正算法解决。

7.后处理 是图像质量提升的核心技术环节。传统滤波反投影（FBP），其优势为：运算简单，速度快；局限：对低剂量扫描较为敏感，噪声较大。迭代重建（IR）技术，其原理为：通过多次迭代校正伪影和噪声，逐步逼近真实图像。常见方法：ASIR（适应性统计迭代重建）、MBIR（模型为基础的迭代重建）。优势：特别适用于低剂量扫描场景，能显著降低伪影。

8.基于深度学习的重建技术 现代技术：例如GE的TrueFidelity重建或Canon的AiCE技术，通过AI优化低剂量图像质量。应用：肺癌筛查中，这种方法可在低剂量下提供清晰的肺结节图像。

二、质量控制的实施流程

日常设备维护性能测试：探测器均匀性，使用水模或均匀模体测试探测器响应一致性。高对比分辨率测试：确保细节可见性。低对比分辨率测试：评估噪声控制能力。关键设备校准：定期校验X线管的管电压、电流输出，防止偏差。对准几何误差调整，减少因设备失准导致的图像失真。

1.图像质量评价需要结合主观判读与客观量化指标 主观评价，由放射科医生从图像清晰度、对比度、伪影分布等方面综合判断。客观评价，信噪比（SNR）：反映图像信号强度相对噪声的比值；SNR越高，图像越清晰。对比噪声比（CNR）：目标与背景的对比度与噪声的比值；CNR越高，目标组织越易分辨。

2.辐射剂量管理平台 部署辐射剂量监测系统，实时记录每次扫描的剂量数据。结合历史数据分析优化扫描协议。低剂量扫描策略，使用80～100kVp扫描结合迭代重建，特别适合儿童和随访检查。

3.技术创新与前沿 双能CT通过不同能量的X射线采集影像，提高软组织对比度，减少伪影。AI辅助质量控制，应用深度学习实时监控伪影和噪声分布。基于患者体型预测最优扫描参数。

4.标准化与国际规范 中国标准《医用放射诊断质量控制检测规范》明确了设备性能测试的频率和内容。国际标准：IEC 61223 系列规定了CT设备质量保证的技术要求。ACR推荐指南提供了具体的图像质量和剂量平衡建议。

第五节　CT 影像质量评价标准

医学影像客观反映了检查体位是否正确、技术参数是否合理、后处理运用是否得当以及受检者信息是否正确。因此对影像质量进行评价是医学影像质量管理的重要手段，也是医学影像学的质量核心。影像质量的基本要求应包括：检查技术规范化，检查参数个性化，内容应达到诊断要求，所附文字信息正确，打印图像尺寸满足观察要求，突出显示病变或感兴趣区。

医学影像质量评价指标包括检查体位、检查技术条件及参数、影像显示内容、辐射剂量。检查体位评价，是根据各部位影像检查要求的体位标准进行质量评价，即通过对相关检查部位的充分显示程度、影像内应观察的结构以及对称性解剖结构的显示情况等内容进行评价。检查技术条件及参数评价，主要是分析成像技术和参数是否符合要求。尽管这些参数在不同的设备中并不完全一致，但可以参考标准参数，按实际应用需要进行适当修改，重要的是评价该参数所获得的影像是否已经达到诊断要求。影像显示内容评价，按照影像显示要求结合检查目的进行主观评价，要求图像能显示感兴趣区或病灶的解剖结构及细节达到诊断的目的。辐射剂量评价，在涉及利用X线为成像源的检查中，应保持影像质量和辐射剂量的平衡（ALARA原则）。在保证满足诊断需求的情况下，尽量采用低剂量检查技术。

一、颅脑影像显示要求

1.常规颅脑 影像包括颅底到颅顶全部脑组织。脑组织窗能够显示灰白质边界、基底神经节、脑室系统、中脑周围的脑脊液腔隙。骨窗能够显示颅骨的内、外板和板障。静脉注射对比剂后的大血管和脑室脉络丛清晰显示。

2.垂体与蝶鞍 脑组织窗能够显示灰白质间边界、垂体、鞍上池。骨窗能够显示颅骨的内、外板和板障。静脉注射对比剂后的大血管和脑室脉络丛清晰显示。

3.颅脑CTA 图像包括全部颅内血管，感兴趣血管结构显示清晰，强化明显，与图像背景存在良好的对比，满足评估颅内颈内动脉、椎动脉及主要分支和颅内静脉、静脉窦及其病变的需要。

4.眼及眼眶 图像包括两侧全部眼和眼眶结构。眼和眼眶各结构具有明显对比，能清晰分辨。骨窗可清晰显示眶壁的骨结构及其异常改变。

5.颞颌关节 颞颌关节诸结构包括下颌髁状突、关节窝、关节结节以及其间关系，均清晰可辨。

6.耳/颞骨 图像能清晰显示耳/颞骨与相邻结构的细节及其关系。

7.鼻窦 图像上可清晰显示额窦、筛窦、上颌窦及蝶窦解剖结构。软组织窗可清楚分辨软组织的层次。骨窗可清晰显示窦壁的骨结构及其异常改变。

8.鼻骨 能清晰显示多方位的鼻骨断面图像以及完整鼻骨的SSD、VR图像，可满足评估鼻骨骨质及连续性的需要。

二、颈部影像显示要求

1.喉 图像要包括全部喉及相邻组织结构。图像能清晰显示喉及相邻组织结构，包括喉咽部软组织、喉软骨、声带、室带、喉室以及双侧颈部大血管和淋巴结。增强扫描图像则可清晰分辨颈部大血管和评估病变的血供程度。

2. 甲状腺 图像要包括全部甲状腺组织。图像能清晰显示双侧甲状腺叶及峡部的大小、形态、密度和其相邻组织结构及其异常改变。

3. 颈部软组织 图像能清晰显示颈部软组织结构，不同组织间有良好对比，可清晰分辨。增强扫描则可清晰显示颈部大血管，并可评估病变的血供程度。

4. 颈部CTA 图像要包括全部颈部血管，尤其是感兴趣血管。动脉期图像能清楚显示头臂干动脉、左锁骨下动脉、双侧颈总动脉、颈外动脉和颈内动脉及其主要分支的形态及异常改变，静脉期图像可显示颈静脉及其主要属支，能满足影像诊断的需要。

三、胸部影像显示要求

1. 肺部/纵隔 图像能清晰显示和分辨肺与纵隔的解剖结构，肺窗图像：肺纹理清晰。纵隔图像：纵隔内大血管能够清晰显示，且与周围脂肪有锐利界面。骨窗图像：可清晰显示胸壁诸骨的骨皮质和骨小梁。高分辨率薄层重建图像：次级肺小叶结构清晰可辨。病灶与周围结构有明确对比，可清楚识别，能够满足影像诊断的需要。

2. 肋骨 包括全部胸壁诸骨的骨窗图像，需要时应有软组织窗图像。骨窗图像上，骨结构显示清晰。软组织图像上，软组织层次清楚，不同类型软组织间形成明显对比。图像上，骨质病变和软组织病变能够清楚分辨，可满足影像诊断的需要。骨折病例应提供感兴趣区肋骨VRT、MIP影像。

3. 冠状动脉CTA 冠状动脉、心脏及周围解剖结构能够清晰分辨。左心室、主动脉圆锥或左心室流出道、左和右冠状动脉主干及主支内对比剂充盈满意，能与周围结构形成良好的对比。若发现冠状动脉主干及主支病变，则病变能够清晰显示，并应评估病变的位置、形态、范围、程度、密度和进行准确测量。

4. 主动脉CTA 图像需包含完整的主动脉，从主动脉瓣至双侧髂内、外动脉，包括主动脉弓的头臂动脉分支、左锁骨下动脉。轴位图像上，主动脉解剖结构清晰，强化明显，与图像背景有良好的对比，静脉结构应尽可能少显示。MIP、VR及CPR等重组图像能清晰显示主动脉及其主支的形态、密度和异常改变。

四、腹盆部影像显示要求

1. 肝、胆、脾 能够清晰显示肝、脾和胆的形态和边界，并与周围脂肪组织有清晰分界。平扫图像中，正常肝内血管结构可明确分辨。增强图像中，肝动脉期、门静脉期和实质期图像均可准确、清晰显示各期相中肝内应强化的血管和结构，以及正常脾的各期相强化特征。

2.**胰腺** 能够清晰显示正常胰腺的形态、密度和周围脂肪界面及其异常改变。增强图像可清楚显示各期相中胰腺实质和胰周血管的强化特征，且正常主胰管多可分辨，还可评估病变的血供程度。

3.**肾上腺** 图像清晰显示双侧肾上腺的形态、大小及边缘，并与周围脂肪组织有明显对比。可清楚辨别肾上腺与邻近结构的关系。增强图像可清楚显示正常肾上腺早期明显强化的特征，并可评估病变的血供程度。

4.**泌尿系CTU** CTU图像内，肾盏、肾盂、输尿管及膀胱内有足够浓度的对比剂，与周围组织结构形成鲜明对比，能够反映肾盏、肾盂、输尿管及膀胱轮廓、边缘、大小、充盈缺损等形态学表现及其异常改变。

5.**消化道** 图像能清晰显示消化道感兴趣部位（胃、小肠或者结肠）的形态边缘和黏膜结构，并与邻近系膜脂肪组织有明显对比。可清楚辨别感兴趣胃肠道部分与邻近结构的关系。增强期图像可清楚显示胃肠道黏膜、肠系膜血管于不同期相强化的特征。

6.**盆腔及其脏器** 图像可清晰显示盆腔诸结构（膀胱、肠道，男性的前列腺和精囊，女性的子宫）及大血管形态、边缘和密度，这些结构与周围脂肪组织有明显对比。盆壁各组肌肉可明确识别。增强图像中，各期图像均可清楚显示盆腔诸结构的强化，尤其是盆腔内大血管于不同期相的强化特征。

五、骨与关节影像显示要求

1.**颈椎** 颈椎轴位、矢状位和冠状位重组图像上，能清晰显示寰椎和第2～7颈椎各椎体和附件的骨结构，包括终板、骨皮原、骨小梁。也能准确评估椎间孔、椎间隙、钩椎关节间隙和颈椎椎管径线及颈椎曲度等。还可确切发现这些结构的异常改变和伴发的软组织异常。

2.**胸椎** 胸椎轴位、矢状位和冠状位重组图像上，能清晰显示胸椎各椎体和附件的骨结构，包括终板、骨皮质、骨小梁。也能准确评估椎间孔、椎间隙和胸椎椎管径线及胸椎曲度等。还可确切发现这些结构的异常改变和伴发的软组织异常。

3.**腰椎** 腰椎轴位、矢状位和冠状位重组图像上，能清晰显示腰椎各椎体和附件的骨结构，包括终板、骨皮质、骨小梁。也能准确评估椎间孔、椎间隙和腰椎椎管径线及腰椎曲度、腰肌神经根及神经节等。还可确切发现这些结构的异常改变和伴发的软组织异常。

4.**骶髂关节** 图像能清晰显示双侧骶髂关节面，包括邻关节面软骨下骨皮质、骨小梁及关节间隙以及骨质病变、关节间隙改变和伴发的软组织异常。

5.**四肢及小关节** 在不同算法、不同窗技术显示和不同后处理的四肢及小关节的重建图像上，可明确分辨骨质（骨皮质、骨小梁）、关节间隙、邻近的肌群、韧带和脂肪组织及其异常改变。

6.四肢动脉CTA 图像要包含完整的上肢或下肢动脉主干及其主要分支。轴位图像上，上肢或下肢动脉主干及其主要分支显示清晰，强化明显，与图像背景有良好的对比。MIP、VR、CPR等重组图像也能清晰显示上肢或下肢动脉主干及其主要分支的形态、密度和异常改变。

简 答 题

参考答案

1. 请简述PACS基本概念和核心组件。
2. 请简述PACS的优点。
3. 请简述CT图像质量的主要影响因素。
4. 请简述CT图像质量评价标准有哪些。

书网融合……

小结

参考文献

［1］张卫萍，樊先茂.CT检查技术［M］.北京：人民卫生出版社，2020.

［2］李萌，樊先茂.医学影像检查技术［M］.北京：人民卫生出版社，2014.

［3］李真林，雷子乔.医学影像成像原理［M］.北京：人民卫生出版社，2016.

［4］高剑波.中华医学影像技术学CT成像技术卷［M］.北京：人民卫生出版社，2017.

［5］张俊仁，郭力.放射科管理规范与操作常规［M］.北京：中国协和医科大学出版社，2018.

［6］于兹喜，郑可国.医学影像检查技术学［M］.北京：人民卫生出版社，2016.

［7］余建明.实用医学影像技术［M］.北京：人民卫生出版社，2015.

［8］王鸣鹏，秦维昌.医学影像技术学CT检查技术卷［M］.北京：人民卫生出版社，2012.

［9］余建明，曾勇明.医学影像检查技术学［M］.北京：人民卫生出版社，2016.

［10］张云亭，于兹喜.医学影像检查技术学［M］.北京：人民卫生出版社，2010.

［11］胡鹏志，陈伟.CT检查技术规范化操作手册［M］.湖南科学技术出版社.2015

［12］王鸣鹏.医学影像技术学/CT检查技术卷［M］.北京：人民卫生出版社，2012.

［13］许乙凯.影像检查技术规范手册（CT分册）［M］.北京：科学出版社，2020.

［14］卢光明，张龙江.双能量CT临床应用指南［M］.北京：人民卫生出版社，2015.

［15］余建明，郑君惠.CT检查技术专家共识［J］.中华放射学杂志，2016，50(12)：916-928.